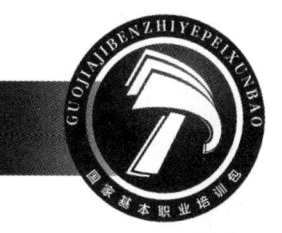

国家基本职业培训包（指南包 课程包）

营养配餐员

人力资源社会保障部职业能力建设司编制

中国劳动社会保障出版社

图书在版编目（CIP）数据

营养配餐员 / 人力资源社会保障部职业能力建设司编制. -- 北京：中国劳动社会保障出版社，2021

（国家基本职业培训包：指南包　课程包）

ISBN 978-7-5167-3530-5

Ⅰ.①营… Ⅱ.①人… Ⅲ.①膳食–营养学–职业培训–教学参考资料 Ⅳ.①R151.3

中国版本图书馆 CIP 数据核字（2021）第 208552 号

中国劳动社会保障出版社出版发行

（北京市惠新东街 1 号　邮政编码：100029）

*

三河市华骏印务包装有限公司印刷装订　新华书店经销

880 毫米 ×1230 毫米　16 开本　7.5 印张　133 千字
2021 年 11 月第 1 版　2023 年 3 月第 2 次印刷
定价：25.00 元

营销中心电话：400-606-6496
出版社网址：http://www.class.com.cn

版权专有　　侵权必究

如有印装差错，请与本社联系调换：（010）81211666

我社将与版权执法机关配合，大力打击盗印、销售和使用盗版图书活动，敬请广大读者协助举报，经查实将给予举报者奖励。

举报电话：（010）64954652

编制说明

为全面贯彻落实习近平总书记对技能人才工作的重要指示精神，进一步增强职业技能培训针对性和有效性，不断提高培训质量，培养壮大创新型、应用型、技能型人才队伍，按照《人力资源社会保障部办公厅关于推进职业培训包工作的通知》（人社厅发〔2016〕162号）的工作安排，我部持续组织开发培训需求量大的国家基本职业培训包，指导开发地方（行业）特色职业培训包，力争全面建立国家基本职业培训包制度，普遍应用职业培训包高质量开展各类职业培训。

职业培训包开发工作是新时期职业培训领域的一项重要基础性工作，旨在形成以综合职业能力培养为核心、以技能水平评价为导向，实现职业培训全过程管理的职业技能培训体系，这对于进一步提高培训质量，加强职业培训规范化、科学化管理，促进职业培训与就业需求的有效衔接，推行终身职业培训制度具有积极的作用。

国家基本职业培训包由指南包、课程包和资源包三个子包构成，是集培养目标、培训要求、培训内容、课程规范、考核大纲、教学资源等为一体的职业培训资源总和，是职业培训机构对劳动者开展政府补贴职业培训服务的工作规范和指南。

国家基本职业培训包遵循《职业培训包开发技术规程（试行）》的要求，依据国家职业技能标准和企业岗位技术规范，结合新经济、新产业、新职业发

编制说明

展编制，力求客观反映现阶段本职业（工种）的技术水平、对从业人员的要求和职业培训教学规律。

《国家基本职业培训包（指南包　课程包）——营养配餐员》是在各有关专家的共同努力下完成的。参加编写的主要人员有金晓阳、王玉宝、徐峥、何宏、严利强、唐振兴、史涛、卜俊芝，参加审定的主要人员有杨敏、徐芳、杨月欣、杨晓光、黄磊、马冠生、常翠青、王晓黎、田栗等。在编制过程中得到了浙江旅游职业学院、浙江大学、杭州空军疗养院等有关单位的大力支持，在此一并致谢。

人力资源社会保障部职业能力建设司

国家基本职业培训包编审委员会

主　任　刘　康

副主任　张　斌　王晓君　袁　芳　葛　玮

委　员　田　丰　项声闻　尚　涛　葛恒双
　　　　蔡　兵　赵　欢　吕红文

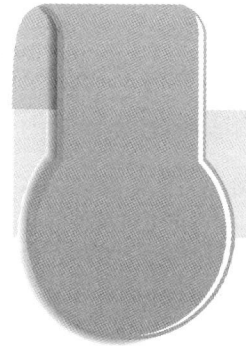

目 录

1 指 南 包

1.1 职业培训包使用指南 …………………………………………………… 002
- 1.1.1 职业培训包结构与内容 ………………………………………… 002
- 1.1.2 培训课程体系介绍 ……………………………………………… 003
- 1.1.3 培训课程选择指导 ……………………………………………… 008

1.2 职业指南 …………………………………………………………………… 009
- 1.2.1 职业描述 ………………………………………………………… 009
- 1.2.2 职业培训对象 …………………………………………………… 009
- 1.2.3 就业前景 ………………………………………………………… 009

1.3 培训机构设置指南 ………………………………………………………… 010
- 1.3.1 师资配备要求 …………………………………………………… 010
- 1.3.2 培训场所设备配置要求 ………………………………………… 010
- 1.3.3 教学资料配备要求 ……………………………………………… 011
- 1.3.4 管理人员配备要求 ……………………………………………… 011
- 1.3.5 管理制度要求 …………………………………………………… 012

2 课 程 包

2.1 培训要求 …………………………………………………………………… 014
- 2.1.1 职业基本素质培训要求 ………………………………………… 014
- 2.1.2 四级/中级职业技能培训要求 ………………………………… 016

目录

  2.1.3 三级/高级职业技能培训要求 ································· 017
  2.1.4 二级/技师职业技能培训要求 ································· 021
  2.1.5 一级/高级技师职业技能培训要求 ····························· 025
2.2 课程规范 ··· 027
  2.2.1 职业基本素质培训课程规范 ··································· 027
  2.2.2 四级/中级职业技能培训课程规范 ······························· 033
  2.2.3 三级/高级职业技能培训课程规范 ······························· 040
  2.2.4 二级/技师职业技能培训课程规范 ······························· 050
  2.2.5 一级/高级技师职业技能培训课程规范 ··························· 060
  2.2.6 培训建议中培训方法说明 ····································· 061
2.3 考核规范 ··· 062
  2.3.1 职业基本素质培训考核规范 ··································· 062
  2.3.2 四级/中级职业技能培训理论知识考核规范 ······················· 063
  2.3.3 四级/中级职业技能培训操作技能考核规范 ······················· 065
  2.3.4 三级/高级职业技能培训理论知识考核规范 ······················· 065
  2.3.5 三级/高级职业技能培训操作技能考核规范 ······················· 067
  2.3.6 二级/技师职业技能培训理论知识考核规范 ······················· 068
  2.3.7 二级/技师职业技能培训操作技能考核规范 ······················· 069
  2.3.8 一级/高级技师职业技能培训理论知识考核规范 ··················· 070
  2.3.9 一级/高级技师职业技能培训操作技能考核规范 ··················· 070

附录 培训要求与课程规范对照表

附录1 职业基本素质培训要求与课程规范对照表 ························· 074
附录2 四级/中级职业技能培训要求与课程规范对照表 ··················· 079
附录3 三级/高级职业技能培训要求与课程规范对照表 ··················· 087
附录4 二级/技师职业技能培训要求与课程规范对照表 ··················· 097
附录5 一级/高级技师职业技能培训要求与课程规范对照表 ··············· 108

1 指南包

1.1 职业培训包使用指南

1.1.1 职业培训包结构与内容

营养配餐员职业培训包由指南包、课程包、资源包三个子包构成，结构如下图所示：

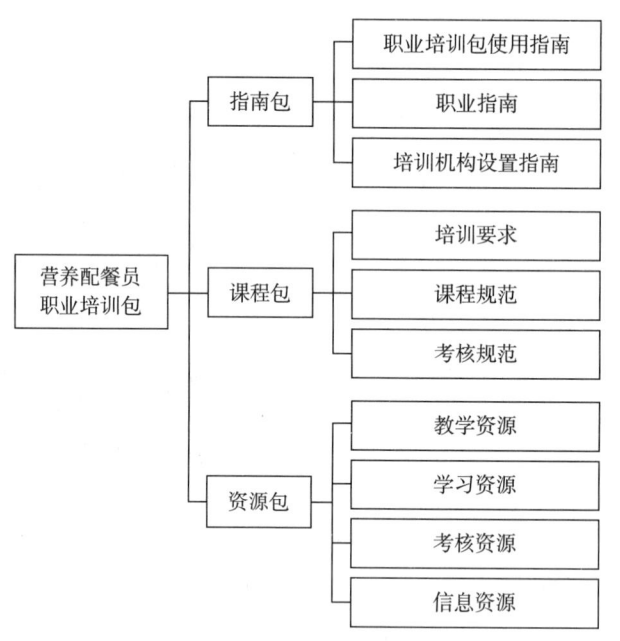

职业培训包结构图

指南包是指导培训机构、培训教师与学员开展职业培训的服务性内容总和，包括职业培训包使用指南、职业指南和培训机构设置指南。培训包使用指南是培训教师与学员了解职业培训包内容、选择培训课程、使用培训资源的说明性文本，职业指南是对职业信息的概述，培训机构设置指南是对培训机构开展职业培训提出的具体要求。

课程包是培训机构与教师实施职业培训、培训学员接受职业培训必须遵守的规范总和，包括培训要求、课程规范、考核规范。培训要求是参照国家职业技能标准、结合职业岗位工作实际需求制定的职业培训规范；课程规范是依据培训要求、结合职业培训教学规律，对课程设置、课堂学时、课程内容与培训方法等所做的统一规定；考核规范是针对课程规范中所规定的课程内容开发的，能够科学评价培训学员过程性学习效果与终结性培训成果的规则，是客观衡量培训学员职业基本素质与职业技能水平的标准，也是实施职业培训过程性与终结性考核的依据。

资源包是依据课程包要求，基于培训学员特征，遵循职业培训教学规律，应用先进职业培训课程理念开发的多媒介、多形式的职业培训与考核资源总和，包括教学资源、学习资源、考核资源和信息资源。教学资源是为培训教师组织实施职业培训教学活动提供的相关资源；学习资源是为培训学员学习职业培训课程提供的相关资源；考核资源是为培训机构和教师实施职业培训考核提供的相关资源；信息资源是为培训教师和学员拓宽视野提供的体现科技进步、职业发展的相关动态资源。

1.1.2　培训课程体系介绍

营养配餐员职业培训课程体系依据职业技能等级分为职业基本素质培训课程、四级/中级职业技能培训课程、三级/高级职业技能培训课程、二级/技师职业技能培训课程和一级/高级技师职业技能培训课程，每一类课程有模块、课程和学习单元三个层级。营养配餐员职业培训课程体系源自本职业培训包课程包中的课程规范，以学习单元为基础，形成职业层次清晰、内容丰富的"培训课程超市"。

营养配餐员职业培训课程学时分配一览表

职业技能等级	课堂学时		其他学时	培训总学时
	职业基本素质培训课程	职业技能培训课程		
四级/中级	56	54	96	206
三级/高级	32	68	80	180
二级/技师	16	76	64	156
一级/高级技师	0	44	64	108

注：课堂学时是指培训机构开展的理论课程教学及实操课程教学的建议最低学时数。其中职业基本素质培训课程为理论知识培训课程，职业技能培训课程包含理论知识和操作技能培训课程。除课堂学时外，培训总学时还应包括岗位实习、现场观摩、自学自练等其他学时。

（1）职业基本素质培训课程

模块	课程	学习单元	课堂学时
1. 职业道德	1-1　职业认知	职业认知	1
	1-2　职业道德基本知识	职业道德基本知识	2
	1-3　职业守则	职业守则	1
2. 营养学基础知识	2-1　食物中营养素的消化、吸收和代谢基本知识	食物的消化、吸收与排泄	1
	2-2　人体所需营养素	七大营养素	10
	2-3　人体能量代谢	人体能量代谢	2

续表

模块	课程	学习单元	课堂学时
3. 食物的营养学知识	各类食材的营养价值	（1）植物性原料的营养价值	1
		（2）动物性原料的营养价值	1
		（3）其他原料的营养价值	1
4. 营养配餐基础知识	4-1 合理烹饪	合理烹饪	2
	4-2 膳食结构类型	膳食结构简介	1
	4-3 营养配餐的理论依据	营养配餐的理论依据	4
	4-4 餐饮成本的计算	餐饮成本的计算	1
5. 饮食卫生与安全	5-1 食品污染及预防	（1）食品污染的概念及类型	1
		（2）各类食品污染及其预防	10
	5-2 食物中毒及预防	食源性疾病与食物中毒	6
	5-3 餐饮卫生管理规范	餐饮卫生管理规范	4
	5-4 安全生产	（1）安全生产的保障	1
		（2）安全的工作环境和操作要求	1
		（3）工伤知识	1
6. 相关法律、法规知识	6-1 法律知识	法律知识	3
	6-2 法规知识	法规知识	1
课堂学时合计			56

注：本表所列为四级/中级职业基本素质培训课程，其他等级职业基本素质培训课程按"营养配餐员职业培训课程学时分配一览表"中相应的课堂学时要求进行必要的调整。

（2）四级/中级职业技能培训课程

模块	课程	学习单元	课堂学时
1. 信息收集	1-1 食材的调查	（1）就餐人群膳食结构调查	2
		（2）各类食材的营养特点分析	6
	1-2 餐饮特点的调查	（1）不同地域饮食风味特点和习俗调查	4
		（2）菜肴口味量化分析	2
2. 营养计算	2-1 食材营养素的计算	食材所含营养素的计算	2
	2-2 食材能量的计算	食材所含能量的计算	2

续表

模块	课程	学习单元	课堂学时
3．营养食谱设计	3-1 主副食品种设计	成年人的主副食品种设计	4
	3-2 基础营养食谱的编制与总结	（1）基础营养食谱的编制	6
		（2）食谱调整与膳后总结	2
4．营养餐制作	4-1 成年人营养主食制作	（1）粥品类主食设计与制作	2
		（2）米饭类主食设计与制作	2
		（3）馅心的搭配与调制	2
		（4）面点成型技巧	2
		（5）水调面团类和发酵面团类主食的设计与制作	2
	4-2 成年人营养副食制作	（1）营养副食设计	2
		（2）炖制工艺类菜肴的制作	1
		（3）煮制工艺类菜肴的制作	1
		（4）烧制工艺类菜肴的制作	1
		（5）蒸制工艺类菜肴的制作	1
		（6）炒制工艺类菜肴的制作	1
		（7）烤制工艺类菜肴的制作	1
	4-3 成年人营养套餐制作	成年人营养套餐制作	2
5．营养宣教	5-1 国民健康素养的宣教	（1）合理膳食宣教	0.5
		（2）适量运动宣教	0.5
		（3）戒烟限酒宣教	0.5
		（4）心理平衡宣教	0.5
	5-2 预包装食品营养标签的宣教	解读预包装食品的营养标签	2
课堂学时合计			54

（3）三级／高级职业技能培训课程

模块	课程	学习单元	课堂学时
1．信息收集	1-1 用餐对象的调查	（1）集体用餐人员营养需求的调查	2
		（2）集体用餐人员膳食结构的调查	2
	1-2 食材的调查	（1）宴会食材的选择	4
		（2）宴会食材的检验及保存	3

续表

模块	课程	学习单元	课堂学时
1. 信息收集	1-3 餐饮场所营养环境的调查与建设	（1）餐饮场所健康食材供应情况的调查	2
		（2）餐饮场所促进健康膳食的举措调查	2
2. 营养计算	2-1 标准人能量及营养素需要量的计算	（1）一人一天能量需要量的计算	2
		（2）一人一天营养素需要量的计算	2
	2-2 宴会和团体餐能量及营养素需要量的计算	（1）宴会的能量及营养素需要量的计算	3
		（2）团体餐的能量及营养素需要量的计算	3
	2-3 不同人群能量及营养素需要量的计算	（1）孕妇能量及营养素需要量的计算	2
		（2）乳母能量及营养素需要量的计算	2
		（3）学龄前儿童能量及营养素需要量的计算	2
		（4）青少年能量及营养素需要量的计算	2
		（5）老年人能量及营养素需要量的计算	2
	2-4 不同环境作业人群能量及营养素需要量计算	（1）高温环境下人群能量及营养素需要量的计算	2
		（2）低温环境下人群能量及营养素需要量的计算	2
3. 营养食谱设计	3-1 主食品种设计	宴会、团体餐主食品种设计	4
	3-2 菜肴品种设计	宴会、团体餐菜肴品种设计	4
	3-3 食谱编制和分析	（1）带量食谱的设计	2
		（2）食谱的评价和调整	2
		（3）食谱的建档	1
4. 营养餐制作	4-1 不同生理阶段人群营养餐的制作	（1）孕妇营养餐的制作	2
		（2）乳母营养餐的制作	2
		（3）学龄前儿童营养餐的制作	2
		（4）青少年营养餐的制作	2
		（5）老年人营养餐的制作	2
	4-2 不同环境作业人群营养餐的制作	（1）高温环境作业人群营养餐的制作	2
		（2）低温环境作业人群营养餐的制作	2
5. 营养宣教	健康中国行动宣教	健康中国行动宣教	2
课堂学时合计			68

(4) 二级 / 技师职业技能培训课程

模块	课程	学习单元	课堂学时
1. 营养食谱设计	1-1 主食品种设计	（1）肥胖症、高脂血症和脂肪肝人群主食品种设计	2
		（2）高血压和冠心病人群主食品种设计	2
		（3）糖尿病和痛风人群主食品种设计	2
		（4）骨质疏松症人群主食品种设计	2
	1-2 菜肴品种设计	（1）肥胖症、高脂血症和脂肪肝人群菜肴品种设计	2
		（2）高血压和冠心病人群菜肴品种设计	2
		（3）糖尿病和痛风人群菜肴品种设计	2
		（4）骨质疏松症人群菜肴品种设计	2
	1-3 食谱编制	（1）肥胖症、高脂血症和脂肪肝人群带量食谱设计	4
		（2）高血压和冠心病人群带量食谱设计	4
		（3）糖尿病和痛风人群带量食谱设计	4
		（4）骨质疏松症人群带量食谱设计	4
2. 营养餐制作	2-1 代谢性疾病人群营养套餐制作	（1）肥胖症人群营养套餐制作	2
		（2）糖尿病人群营养套餐制作	2
		（3）痛风人群营养套餐制作	2
	2-2 心脑血管疾病人群营养套餐制作	（1）高脂血症人群营养套餐制作	2
		（2）高血压人群营养套餐制作	2
		（3）冠心病人群营养套餐制作	2
	2-3 其他疾病人群营养套餐制作	（1）脂肪肝人群营养套餐制作	2
		（2）骨质疏松症人群营养套餐制作	2
3. 培训与指导	3-1 培训	（1）四级 / 中级、三级 / 高级营养配餐员工作评估	2
		（2）四级 / 中级、三级 / 高级营养配餐员培训计划编制	2
	3-2 指导	（1）四级 / 中级、三级 / 高级营养配餐员理论指导	2
		（2）四级 / 中级、三级 / 高级营养配餐员技能指导	2

续表

模块	课程	学习单元	课堂学时
4．营养配餐宣教	4-1 企业内部人员的宣教	（1）"减盐、减油、减糖"措施以及盐、油、糖的台账管理与人均摄入量的计算	2
		（2）营养配餐的意义	2
		（3）菜肴营养特点描述	4
	4-2 社会人员的宣教	（1）时令营养配餐	2
		（2）四季食养	4
		（3）利用设备和工具进行健康测评	2
		（4）常见慢性病的营养宣教	4
课堂学时合计			76

（5）一级/高级技师职业技能培训课程

模块	课程	学习单元	课堂学时
1．营养食谱设计	1-1 宴席菜肴品种设计	宴席菜肴的设计	4
	1-2 宴席营养食谱的设计	营养宴席食谱设计	4
2．营养餐制作	2-1 营养宴席冷菜搭配与制作	营养宴席冷菜搭配与制作	4
	2-2 营养宴席热菜搭配与制作	热菜搭配与制作	4
	2-3 营养宴席主食制作	主食搭配与制作	4
3．培训与指导	3-1 培训	对二级/技师及以下级别营养配餐员的培训和营养配餐宣教	4
	3-2 指导	对二级/技师及以下级别营养配餐员进行指导和科普	4
4．营养宣教	4-1 中国北方饮食文化宣教	北方饮食文化	4
	4-2 中国东部饮食文化宣教	东部饮食文化	4
	4-3 中国南方饮食文化宣教	南方饮食文化	4
	4-4 中国西部饮食文化宣教	西部饮食文化	4
课堂学时合计			44

1.1.3 培训课程选择指导

职业基本素质培训课程为必修课程，相当于本职业的入门课程。各级别职业技能培训课程由培训机构教师根据培训学员实际情况，遵循高级别涵盖低级别的原则进行选择。

原则上，初入职的培训学员应学习职业基本素质培训课程和四级/中级职业技能培训课程的全部内容，有职业技能等级提升需求的培训学员，可按照国家职业技能标准的"鉴定要求"，对照自身需求选择更高等级的培训课程。

具有一定从业经验、无职业技能等级晋升要求的培训学员，可根据自身实际情况自主选择本职业培训课程体系。具体方法为：（1）选择课程模块；（2）在模块中筛选课程；（3）在课程中筛选学习单元；（4）组合成本次培训的课程内容。

培训教师可以根据以上方法对培训学员进行单独指导。对于订单培训，培训教师可以按照如上方法，对照订单需求进行培训课程的选择。

1.2 职业指南

1.2.1 职业描述

营养配餐员是从事就餐对象营养需求调查、分析和平衡膳食食谱设计工作的人员。

1.2.2 职业培训对象

营养配餐员职业培训的对象主要包括：城乡未继续升学的应届初高中毕业生、农村转移就业劳动者、城镇登记失业人员、转岗转业人员、退役军人、企业在职职工和高校毕业生等各类有培训需求的人员。

1.2.3 就业前景

营养配餐员可以在宾馆、酒店、游轮、度假村、公寓、养老院等场所内部的餐饮部（包括各种风味的餐厅等），各类的餐饮服务机构（包括社会餐厅、餐馆、酒楼、餐饮店、快餐店、小吃店等），企事业单位的餐厅及一些社会保障与服务部门的餐饮服务机构（包括企事业单位食堂、餐厅，学校、幼儿园、监狱、医院的餐厅等），以及各类食品、饮料等企业从事营养配餐工作。

1.3 培训机构设置指南

1.3.1 师资配备要求

（1）培训教师任职基本条件

1）培训四级/中级、三级/高级营养配餐员的教师应具有本职业二级/技师及以上职业技能等级证书或相关专业中级及以上专业技术职务任职资格。

2）培训营养配餐员二级/技师的教师应具有本职业一级/高级技师职业技能等级证书或相关专业高级专业技术职务任职资格。

3）培训营养配餐员一级/高级技师的教师应具有本职业一级/高级技师职业技能等级证书2年以上或相关专业高级专业技术职务任职资格。

（2）培训教师数量要求（以30人培训班为基准）

1）四级/中级、三级/高级营养配餐员培训班教师数量要求：每班配备专兼职教师2~4人。其中专业理论教师不少于1人，实习指导教师不少于1人。培训规模超过30人的，按教师与学员之比不少于1∶30分别配备专业理论教师和实习指导教师。

2）二级/技师、一级/高级技师营养配餐员培训班教师数量要求：每班配备专兼职教师3~4人。其中专业理论教师不少于1人，实习指导教师不少于2人。培训规模超过30人的，按教师与学员之比不少于1∶30配备专业理论教师，不少于1∶15配备实习指导教师。

1.3.2 培训场所设备配置要求

培训场所设备配置要求如下（以30人培训班为基准）。

（1）理论知识培训场所设备配置要求：60平方米以上标准教室，多媒体教学设备（计算机、投影仪、幕布或显示屏、网络接入设备、音响设备）、黑板、30套以上桌椅，符合照明、通风、安全等相关规定。

（2）操作技能培训场所设备配置要求：实习工位充足，设备设施配套齐全，符合环保、劳保、安全、卫生、消防、通风和照明等相关规定及安全规程。

实训用具设备及其他物品、材料等配置要求如下：

序号	用具设备及其他物品、材料	数量或规格说明	等级			
			四级/中级	三级/高级	二级/技师	一级/高级技师
1	双眼或单眼炉灶	炉眼16个以上	✓	✓	✓	✓
2	水池（配水龙头）	与炉灶数一致	✓	✓	✓	✓
3	漏勺	与炉眼数一致	✓	✓	✓	✓
4	手勺	与炉眼数一致	✓	✓	✓	✓
5	调味器皿（每组不少于6个）	与炉灶数一致	✓	✓	✓	✓
6	操作台（工作桌）	工位数16个以上	✓	✓	✓	✓
7	菜墩（塑料或木质）	与工位数一致	✓	✓	✓	✓
8	器皿（碗、盘等）	与培训菜肴种类及数量相匹配	✓	✓	✓	✓
9	蒸箱	1台	✓	✓	✓	✓
10	双层烤箱（含烤盘）	1台	✓	✓	✓	✓
11	双门双温柜式电冰箱（配保鲜盒）	1台	✓	✓	✓	✓

1.3.3 教学资料配备要求

（1）培训规范：《营养配餐员国家职业技能标准》《营养配餐员职业基本素质培训要求》《营养配餐员职业技能培训要求》《营养配餐员职业基本素质培训课程规范》《营养配餐员职业技能培训课程规范》《营养配餐员职业基本素质培训考核规范》《营养配餐员职业技能培训理论知识考核规范》《营养配餐员职业技能培训操作技能考核规范》。

（2）教学资源、教材教辅、网络资源等内容必须符合"（1）培训规范"。

1.3.4 管理人员配备要求

（1）专职校长：1人，应具有本科及以上文化程度、高级专业技术职务任职资格，从事职业技术教育及教学管理5年以上，熟悉职业培训的有关法律法规。

（2）教学管理人员：1人以上，专职不少于1人；应具有本科及以上文化程度、中级及以上专业技术职务任职资格，从事职业技术教育及教学管理3年以上，具有丰富的教学管理经验。

（3）办公室人员：1人以上，应具有本科及以上文化程度。

（4）财务管理人员：2人，应具有大专及以上文化程度。

1.3.5 管理制度要求

培训机构应建立健全完备的管理制度，包括办学章程与发展规划、教学管理、教师管理、学员管理、财务管理、设备管理等制度。

2
课程包

2.1 培训要求

2.1.1 职业基本素质培训要求

职业基本素质模块	培训内容	培训细目
1. 职业道德	1-1 职业认知	(1) 营养配餐员简介 (2) 营养配餐员的工作内容
	1-2 职业道德基本知识	(1) 社会主义核心价值观 (2) 职业道德的特点与作用 (3) 职业道德基本内容
	1-3 职业守则	营养配餐员职业守则
2. 营养学基础知识	2-1 食物中营养素的消化、吸收和代谢基本知识	(1) 消化系统 (2) 食物的消化 (3) 营养素的吸收 (4) 营养代谢物质的排泄 (5) 烹饪与消化吸收的关系
	2-2 人体所需营养素	(1) 蛋白质 (2) 脂类 (3) 碳水化合物 (4) 维生素 (5) 无机盐 (6) 水 (7) 膳食纤维
	2-3 人体能量代谢	(1) 人体能量的来源 (2) 人体能量的消耗 (3) 人体能量的合理摄入
3. 食物的营养学知识	各类食材的营养价值	(1) 植物性原料的营养价值 (2) 动物性原料的营养价值 (3) 其他原料的营养价值
4. 营养配餐基础知识	4-1 合理烹饪	(1) 烹饪对食物营养的影响 (2) 合理烹饪的方法和措施
	4-2 膳食结构类型	(1) 当今世界主要膳食结构类型 (2) 中国居民膳食结构

续表

职业基本素质模块	培训内容	培训细目
4. 营养配餐基础知识	4-3 营养配餐的理论依据	（1）平衡膳食 （2）中国居民膳食指南和平衡膳食宝塔 （3）中国居民膳食营养素参考摄入量
	4-4 餐饮成本的核算	（1）成本的计算 （2）毛利率与产品价格的计算
5. 饮食卫生与安全	5-1 食品污染及预防	（1）食品污染的概念及类型 （2）各类食品污染及其预防
	5-2 食物中毒及预防	（1）食源性疾病的概念 （2）食物中毒及其类型 （3）食物中毒事故的处理原则
	5-3 餐饮卫生管理规范	（1）餐饮服务食品安全人员管理 （2）餐饮服务建筑场所、设施设备管理 （3）烹饪原料的管理 （4）原料初加工与切配 （5）冷菜和生食加工制品安全管理 （6）热菜的卫生与安全 （7）餐饮用具洗消保洁卫生与安全 （8）废弃物管理
	5-4 安全生产	（1）安全生产的意义 （2）我国安全生产的法制保障 （3）从业者享有的安全生产保障的权力与应尽的义务 （4）工作环境常见伤害及原因 （5）工作环境中常见不安全因素及其处理 （6）工伤的概念、鉴定及赔偿标准
6. 相关法律、法规知识	6-1 法律知识	（1）《中华人民共和国食品安全法》相关知识 （2）《中华人民共和国劳动法》相关知识 （3）《中华人民共和国消费者权益保护法》相关知识 （4）《中华人民共和国环境保护法》相关知识 （5）《中华人民共和国野生动物保护法》相关知识 （6）《中华人民共和国反食品浪费法》相关知识
	6-2 法规知识	《餐饮服务食品安全操作规范》相关知识

2.1.2 四级/中级职业技能培训要求

职业功能模块	培训内容	技能目标	培训细目
1. 信息收集	1-1 食材的调查	1-1-1 能对人群的膳食结构进行调查	调查就餐人群的膳食结构
		1-1-2 能对食材的营养特点进行说明	（1）分析与说明粮谷类食材的营养成分与营养价值 （2）分析与说明果蔬类食材的营养成分与营养价值 （3）分析与说明肉蛋奶类食材的营养成分与营养价值 （4）分析与说明水产类食材的营养成分与营养价值 （5）分析与说明调味品的营养成分与营养价值
	1-2 餐饮特点的调查	1-2-1 能对所在地域的饮食风味特点和习俗进行调查	（1）应用访谈法进行调查 （2）应用问卷调查法进行调查 （3）对不同地域饮食风味特点与习俗进行调查
		1-2-2 能运用相关设备和试剂对菜肴口味进行量化分析	使用盐度试纸
2. 营养计算	2-1 食材营养素的计算	2-1-1 能计算各种食材可食部及其营养价值	（1）使用食物成分表 （2）计算食材所含营养素
		2-1-2 能运用食物成分表分析菜肴营养价值	
	2-2 食材能量的计算	2-2-1 能计算各类食材的能量	（1）核定三大产能营养素的量 （2）计算食材所含总能量
		2-2-2 能根据能量需要选择食物	
3. 营养食谱设计	3-1 主副食品种设计	3-1-1 能根据成年人的营养需求设计主食品种	（1）了解成年人的生理特点 （2）了解成年人的营养需求 （3）为成年人设计主食品种
		3-1-2 能根据成年人的营养需求设计副食品种	（1）为成年人设计副食品种 （2）进行食品营养评价与调整
	3-2 基础营养食谱的编制与总结	3-2-1 能根据就餐对象需求编制不带量营养食谱	（1）确定基础营养食谱的格式 （2）确定营养食谱编制原则 （3）编制不带量营养食谱
		3-2-2 能根据就餐对象需求进行食谱调整与总结	（1）确定食谱调整原则 （2）食谱归档 （3）膳后食谱调查与总结

续表

职业功能模块	培训内容	技能目标	培训细目
4. 营养餐制作	4-1 成年人营养主食制作	能进行主食品种制作	（1）设计与制作粥品类主食 （2）设计与制作米饭类主食 （3）搭配与调制馅心 （4）掌握面点成型技巧 （5）设计与制作水调面团类和发酵面团类主食
	4-2 成年人营养副食制作	能进行副食品种制作及低盐少油的营养菜品制作	（1）进行营养副食设计 （2）制作炖制工艺类菜肴 （3）制作煮制工艺类菜肴 （4）制作烧制工艺类菜肴 （5）制作蒸制工艺类菜肴 （6）制作炒制工艺类菜肴 （7）制作烤制工艺类菜肴
	4-3 成年人营养套餐制作	4-3-1 能进行重体力劳动者的营养套餐制作	为重体力劳动者制作营养套餐
		4-3-2 能进行中体力劳动者的营养套餐制作	为中体力劳动者制作营养套餐
		4-3-3 能进行轻体力劳动者的营养套餐制作	为轻体力劳动者制作营养套餐
5. 营养宣教	5-1 国民健康素养的宣教	5-1-1 能宣教合理膳食	进行合理膳食宣教
		5-1-2 能宣教适量运动	进行适量运动宣教
		5-1-3 能宣教戒烟限酒	进行戒烟限酒宣教
		5-1-4 能宣教心理平衡	进行心理平衡宣教
	5-2 预包装食品营养标签的宣教	5-2-1 能解读预包装食品的营养标签	解读预包装食品的营养标签
		5-2-2 能评价预包装食品的营养价值	评价预包装食品的营养价值

2.1.3　三级／高级职业技能培训要求

职业功能模块	培训内容	技能目标	培训细目
1. 信息收集	1-1 用餐对象的调查	1-1-1 能对集体用餐人员的营养需求进行调查	（1）能利用不同方法调查集体用餐人员的营养需求 （2）能利用主要手段调查集体用餐人员的营养需求 （3）能按照步骤来调查集体用餐人员的营养需求

续表

职业功能模块	培训内容	技能目标	培训细目
1. 信息收集	1-1 用餐对象的调查	1-1-2 能对集体用餐人员的膳食结构进行调查	（1）了解我国居民传统膳食结构 （2）了解我国居民膳食结构存在现状与存在问题 （3）能进行集体用餐人员膳食结构调查
	1-2 食材的调查	1-2-1 能为不同档次的宴会选择食材	（1）根据宴会的种类、特点对宴会进行分类 （2）能制作食材库存表、报价单及进货表 （3）掌握非常用食材的相关知识
		1-2-2 能对食材进行检验	（1）熟悉非常用食材应用方法 （2）熟悉食材的感官质量检测要求 （3）利用人体感官对食材品质进行检测 （4）掌握食材快速检测方法 （5）掌握食材正确的储存方法
	1-3 餐饮场所营养环境的调查与建设	1-3-1 能对餐饮场所健康食材的供应情况进行调查	（1）熟悉餐饮场所的分类 （2）熟悉中餐的分类 （3）熟悉西餐的分类 （4）能调查餐饮场所健康食材供应情况
		1-3-2 能对餐饮场所促进健康膳食的举措进行调查与设计	（1）能评价餐饮场所健康食材供应情况的调查结果 （2）熟悉提升餐饮场所营养环境的方法
2. 营养计算	2-1 标准人能量及营养素需要量的计算	2-1-1 能计算一人一天能量的需要量	能进行能量需要量的计算
		2-1-2 能计算一人一天营养素的需要量	能进行营养素需要量的计算
	2-2 宴会和团体餐能量及营养素需要量的计算	2-2-1 能计算宴会的能量及营养素需要量	（1）熟悉宴会能量及营养素比例特点 （2）计算宴会能量、营养素需要量
		2-2-2 能计算团体餐的能量及营养素需要量	（1）熟悉团体餐的分类及特点 （2）熟悉团体餐营养素比例特点 （3）计算团体餐能量及营养素需要量

续表

职业功能模块	培训内容	技能目标	培训细目
2．营养计算	2-3 不同生理阶段人群能量及营养素需要量的计算	2-3-1 能计算孕妇的能量及营养素需要量	计算孕妇能量及营养素需要量
		2-3-2 能计算乳母的能量及营养素需要量	计算乳母能量及营养素需要量
		2-3-3 能计算学龄前儿童的能量及营养素需要量	计算学龄前儿童能量及营养素需要量
		2-3-4 能计算青少年的能量及营养素需要量	计算青少年能量及营养素需要量
		2-3-5 能计算老年人的能量及营养素需要量	计算老年人能量及营养素需要量
	2-4 不同环境作业人群能量及营养素需要量计算	2-4-1 能计算高温环境下人群的能量及营养素需要量	（1）了解高温环境的特点 （2）了解高温环境下人群的营养需求 （3）能进行高温环境下人群能量及营养素需要量计算
		2-4-2 能计算低温环境下人群的能量及营养素需要量	（1）了解低温环境的特点 （2）了解低温环境下人群的营养需求 （3）能进行低温环境下人群能量及营养素需要量计算
3．营养食谱设计	3-1 主食品种设计	3-1-1 能根据宴会、团体餐能量需要设计带量主食	（1）熟悉营养食谱的定义 （2）熟悉营养食谱的组成与分类 （3）掌握营养食谱的格式 （4）熟悉营养食谱设计原则 （5）掌握营养食谱设计方法 （6）熟悉宴会、团体餐主食的设计特点 （7）应用计算法进行宴会、团体餐带量主食设计
		3-1-2 能根据不同人群的能量需要设计带量主食	
	3-2 菜肴品种设计	3-2-1 能根据宴会、团体餐能量需要设计带量菜肴	（1）熟悉宴会、团体餐菜肴的设计特点 （2）掌握宴会、团体餐菜肴设计的方法 （3）掌握宴会、团体餐菜肴设计的步骤 （4）能进行宴会、团体餐带量菜肴设计
		3-2-2 能根据不同人群的能量需要设计带量菜肴	

续表

职业功能模块	培训内容	技能目标	培训细目
3. 营养食谱设计	3-3 食谱编制和分析	3-3-1 能根据用餐对象的需要设计带量食谱	(1) 熟悉带量食谱的定义 (2) 熟悉带量食谱编制的目的及原则 (3) 掌握带量食谱设计的方法 (4) 掌握带量食谱的制作步骤
		3-3-2 能根据要求对食谱进行指导和调整	掌握食谱的评价、调整与确定原则
		3-3-3 能建立用餐档案	(1) 收集分析膳后意见 (2) 改进食谱 (3) 食谱的计算机录入及保存 (4) 食谱归档
4. 营养餐制作	4-1 不同生理阶段人群营养餐的制作	4-1-1 能为孕妇制作营养餐	制作孕妇营养餐
		4-1-2 能为乳母制作营养餐	制作乳母营养餐
		4-1-3 能为学龄前儿童制作营养餐	制作学龄前儿童营养餐
		4-1-4 能为青少年制作营养餐	制作青少年营养餐
		4-1-5 能为老年人制作营养餐	制作老年人营养餐
	4-2 不同环境作业人群营养餐的制作	4-2-1 能为高温环境作业人群制作营养餐	制作高温环境作业人群营养餐
		4-2-2 能为低温环境作业人群制作营养餐	制作低温环境作业人群营养餐
5. 营养宣教	健康中国行动宣教	能宣教妇幼健康促进行动	宣教妇幼健康促进行动
		能宣教中小学生健康促进行动	宣教中小学生健康促进行动
		能宣教老年人健康促进行动	宣教老年人健康促进行动
		能宣教职业健康促进行动	宣教职业健康促进行动
		能宣教合理膳食行动	宣教合理膳食行动

2.1.4 二级/技师职业技能培训要求

职业功能模块	培训内容	技能目标	培训细目
1. 营养食谱设计	1-1 主食品种设计	1-1-1 能根据肥胖症、高脂血症和脂肪肝人群营养需求设计主食品种	（1）掌握肥胖症、高脂血症和脂肪肝的临床特点 （2）掌握肥胖症、高脂血症和脂肪肝的营养治疗与饮食原则 （3）为肥胖症、高脂血症和脂肪肝人群设计主食品种
		1-1-2 能根据高血压和冠心病人群营养需求设计主食品种	（1）掌握高血压和冠心病的临床特点 （2）掌握高血压和冠心病的营养治疗与饮食原则 （3）为高血压和冠心病人群设计主食品种
		1-1-3 能根据糖尿病和痛风人群营养需求设计主食品种	（1）掌握糖尿病和痛风的临床特点 （2）掌握糖尿病和痛风的营养治疗与饮食原则 （3）为糖尿病和痛风人群设计主食品种
		1-1-4 能根据骨质疏松症人群营养需求设计主食品种	（1）掌握骨质疏松症的临床特点 （2）掌握骨质疏松症的营养治疗与饮食原则 （3）为骨质疏松症人群设计主食品种
	1-2 菜肴品种设计	1-2-1 能根据肥胖症、高脂血症和脂肪肝人群营养需求设计菜肴品种	（1）为肥胖症、高脂血症和脂肪肝人群设计菜肴品种 （2）设计低能量菜肴 （3）设计低脂菜肴
		1-2-2 能根据高血压和冠心病人群营养需求设计菜肴品种	（1）为高血压和冠心病人群设计菜肴品种 （2）设计低脂低胆固醇菜肴 （3）设计低钠菜肴
		1-2-3 能根据糖尿病和痛风人群营养需求设计菜肴品种	（1）为糖尿病和痛风人群设计菜肴品种 （2）设计低糖菜肴 （3）设计低嘌呤菜肴

续表

职业功能模块	培训内容	技能目标	培训细目
1. 营养食谱设计	1-2 菜肴品种设计	1-2-4 能根据骨质疏松症人群营养需求设计菜肴品种	（1）为骨质疏松症人群设计菜肴品种 （2）设计高钙菜肴
	1-3 食谱编制	1-3-1 能根据肥胖症、高脂血症和脂肪肝人群营养需求设计带量食谱	（1）掌握肥胖症、高脂血症和脂肪肝人群的膳食营养需求 （2）掌握肥胖症、高脂血症和脂肪肝人群食谱编制的原则 （3）为肥胖症、高脂血症和脂肪肝人群设计带量食谱
		1-3-2 能根据高血压和冠心病人群营养需求设计带量食谱	（1）掌握高血压和冠心病人群的膳食营养需求 （2）掌握高血压和冠心病人群食谱编制的原则 （3）为高血压和冠心病人群设计带量食谱
		1-3-3 能根据糖尿病和痛风人群营养需求设计带量食谱	（1）掌握糖尿病和痛风人群的膳食营养需求 （2）掌握糖尿病和痛风人群食谱编制的原则 （3）为糖尿病和痛风人群设计带量食谱
		1-3-4 能根据骨质疏松症人群营养需求设计带量食谱	（1）掌握骨质疏松症人群的膳食营养需求 （2）掌握骨质疏松症人群食谱编制的原则 （3）为骨质疏松症人群设计带量食谱
2. 营养餐制作	2-1 代谢性疾病人群营养套餐制作	2-1-1 能根据肥胖症人群营养需求进行营养套餐制作	（1）为肥胖症人群制作营养套餐主食 （2）为肥胖症人群制作营养套餐菜肴 （3）为肥胖症人群制作营养套餐汤
		2-1-2 能根据糖尿病人群营养需求进行营养套餐制作	（1）为糖尿病人群制作营养套餐主食 （2）为糖尿病人群制作营养套餐菜肴 （3）为糖尿病人群制作营养套餐汤

续表

职业功能模块	培训内容	技能目标	培训细目
2. 营养餐制作	2-1 代谢性疾病人群营养套餐制作	2-1-3 能根据痛风人群营养需求进行营养套餐制作	（1）为痛风人群制作营养套餐主食 （2）为痛风人群制作营养套餐菜肴 （3）为痛风人群制作营养套餐汤
	2-2 心脑血管疾病人群营养套餐制作	2-2-1 能根据高脂血症人群营养需求进行营养套餐制作	（1）为高脂血症人群制作营养套餐主食 （2）为高脂血症人群制作营养套餐菜肴 （3）为高脂血症人群制作营养套餐汤
		2-2-2 能根据高血压人群营养需求进行营养套餐制作	（1）为高血压人群制作营养套餐主食 （2）为高血压人群制作营养套餐菜肴 （3）为高血压人群制作营养套餐汤
		2-2-3 能根据冠心病人群营养需求进行营养套餐制作	（1）为冠心病人群制作营养套餐主食 （2）为冠心病人群制作营养套餐菜肴 （3）为冠心病人群制作营养套餐汤
	2-3 其他疾病人群营养套餐制作	2-3-1 能根据脂肪肝人群营养需求进行营养套餐制作	（1）为脂肪肝人群制作营养套餐主食 （2）为脂肪肝人群制作营养套餐菜肴 （3）为脂肪肝人群制作营养套餐汤
		2-3-2 能根据骨质疏松症人群营养需求进行营养套餐制作	（1）为骨质疏松症人群制作营养套餐主食 （2）为骨质疏松症人群制作营养套餐菜肴 （3）为骨质疏松症人群制作营养套餐汤
3. 培训与指导	3-1 培训	3-1-1 能对四级/中级、三级/高级营养配餐员的工作进行评估	（1）四级/中级和三级/高级营养配餐员的工作特点和要求 （2）四级/中级和三级/高级营养配餐员工作评估标准与方法

续表

职业功能模块	培训内容	技能目标	培训细目
3. 培训与指导	3-1 培训	3-1-2 能编制四级/中级、三级/高级营养配餐员培训计划	(1) 明确培训目标 (2) 制定培训内容及要求 (3) 合理分配培训学时 (4) 制定培训考核方案 (5) 选择编制培训计划的有效方法
	3-2 指导	3-2-1 能对四级/中级、三级/高级营养配餐员进行理论指导	(1) 指导的方法 (2) 理论指导方案编制与组织 (3) 理论指导的评定
		3-2-2 能对四级/中级、三级/高级营养配餐员进行技能指导	(1) 指导的方法 (2) 技能指导方案编制与组织 (3) 技能指导的评定
4. 营养配餐宣教	4-1 企业内部人员的宣教	4-1-1 能宣传"减盐、减油、减糖"措施	(1) 运用相应方法对餐饮企业"减盐"措施进行宣传 (2) 运用相应方法对餐饮企业"减油"措施进行宣传 (3) 运用相应方法对餐饮企业"减糖"措施进行宣传
		4-1-2 能宣传营养配餐的意义	(1) 运用相应方法对营养配餐的意义进行宣传 (2) 明晰推行营养配餐对于企业与用餐人员的现实意义
		4-1-3 能宣传菜肴的营养特点	(1) 运用相应方法对菜肴的营养特点进行宣传 (2) 制定菜肴营养标签 (3) 编排菜肴营养特点介绍语
	4-2 社会人员的宣教	4-2-1 能按时令宣传营养配餐的意义	(1) 了解时令营养配餐的意义 (2) 运用相应方法对时令营养配餐的意义进行宣传 (3) 掌握时令食养基本知识
		4-2-2 能按时令和营养需要宣传四季食养的原则	(1) 了解四季食养的原则 (2) 运用相应的方法对四季食养原则进行宣传 (3) 能进行四季食养食物及菜点选择
		4-2-3 能指导用餐人员利用设备和工具进行健康测评	(1) 身高及体重测量工具的使用 (2) 身体质量指数(BMI)测试盘的使用 (3) 电子血压计的使用

续表

职业功能模块	培训内容	技能目标	培训细目
4．营养配餐宣教	4-2 社会人员的宣教	4-2-4 能宣教常见慢性病的饮食特点	（1）能为肥胖症患者进行营养宣教 （2）能为糖尿病患者进行营养宣教 （3）能为痛风患者进行营养宣教 （4）能为高脂血症患者进行营养宣教 （5）能为高血压患者进行营养宣教 （6）能为冠心病患者进行营养宣教 （7）能为脂肪肝患者进行营养宣教 （8）能为骨质疏松症患者进行营养宣教

2.1.5 一级／高级技师职业技能培训要求

职业功能模块	培训内容	技能目标	培训细目
1．营养食谱设计	1-1 宴席菜肴品种设计	1-1-1 能选用不同营养特点的食材设计菜肴品种	（1）荤菜菜肴品种设计 （2）素菜菜肴品种设计 （3）荤素搭配菜肴品种设计
		1-1-2 能选用不同颜色的食材设计菜肴品种	（1）本色菜肴品种设计 （2）有色菜肴品种设计
		1-1-3 能选用不同加工特点的食材设计菜肴品种	（1）新鲜食材菜肴品种设计 （2）加工食材菜肴品种设计
		1-1-4 能选用不同烹饪方法设计菜肴品种	（1）炒菜菜肴品种设计 （2）蒸菜菜肴品种设计 （3）烧菜菜肴品种设计
	1-2 宴席营养食谱的设计	1-2-1 能根据宴席食用对象设计食谱	（1）一般人群宴席食谱设计 （2）老年人群宴席食谱设计
		1-2-2 能根据宴席主题设计食谱	（1）生日宴席食谱设计 （2）结婚宴席食谱设计
2．营养餐制作	2-1 营养宴席冷菜搭配与制作	2-1-1 营养宴席冷菜的搭配	（1）荤素搭配 （2）色彩搭配
		2-1-2 营养宴席冷菜的制作	（1）冷菜调味 （2）冷菜制熟 （3）冷菜制作

续表

职业功能模块	培训内容	技能目标	培训细目
2．营养餐制作	2-2 营养宴席热菜搭配与制作	2-2-1 营养宴席热菜的搭配	（1）荤素搭配 （2）色彩搭配 （3）烹饪方法搭配
		2-2-2 营养宴席热菜的制作	（1）热菜调味 （2）热菜制熟 （3）热菜制作
	2-3 营养宴席主食制作	2-3-1 营养宴席主食的搭配	（1）食材选用 （2）制熟方法
		2-3-2 营养宴席主食的制作	（1）食材处理 （2）制熟方法
3．培训与指导	3-1 培训	3-1-1 能对二级/技师及以下级别营养配餐员实施培训	（1）对二级/技师及以下级别营养配餐员培训课程进行设计 （2）对二级/技师及以下级别营养配餐员进行培训
		3-1-2 能进行宣教内容设计	（1）宣教内容设计 （2）宣传的方法
	3-2 指导	3-2-1 能对二级/技师及以下级别营养配餐员进行指导	（1）对二级/技师及以下级别营养配餐员做口头指导 （2）对二级/技师及以下级别营养配餐员做文案指导
		3-2-2 能完成营养配餐科普工作	（1）科普课题的选择 （2）资料的查找 （3）撰写科普文章
4．营养宣教	4-1 中国北方饮食文化宣教	4-1-1 能宣教北方饮食民俗	（1）京、津、冀饮食特点 （2）辽、吉、黑饮食特点 （3）晋、鲁、豫、内蒙古饮食特点
		4-1-2 能宣教北方名食	（1）京、津、冀名食 （2）辽、吉、黑名食 （3）晋、鲁、豫、内蒙古名食
	4-2 中国东部饮食文化宣教	4-2-1 能宣教东部饮食民俗	（1）江、浙、沪饮食特点 （2）皖、赣、闽饮食特点
		4-2-2 能宣教东部名食	（1）江、浙、沪名食 （2）皖、赣、闽名食
	4-3 中国南方饮食文化宣教	4-3-1 能宣教南方饮食民俗	（1）湖南、湖北饮食特点 （2）广东、广西、海南饮食特点
		4-3-2 能宣教南方名食	（1）湖南、湖北名食 （2）广东、广西、海南名食

续表

职业功能模块	培训内容	技能目标	培训细目
4．营养宣教	4-4 中国西部饮食文化宣教	4-4-1 能宣教西部饮食民俗	(1) 西南地区饮食特点 (2) 西北地区饮食特点
		4-4-2 能宣教西部名食	(1) 西南地区名食 (2) 西北地区名食

2.2 课程规范

2.2.1 职业基本素质培训课程规范

模块	课程	学习单元	课程内容	培训建议	课堂学时
1. 职业道德	1-1 职业认知	职业认知	1) 营养配餐简介 ①营养配餐的定义 ②营养配餐的目的及意义	(1) 方法：讲授法、讨论法 (2) 重点：营养配餐员的工作内容 (3) 难点：营养与健康的关系	1
			2) 营养配餐员的工作内容		
	1-2 职业道德基本知识	职业道德基本知识	1) 道德 ①道德的含义 ②维持道德的依据 ③公民道德规范 ④社会主义核心价值观	(1) 方法：讲授法、案例教学法 (2) 重点与难点：营养配餐员的职业道德规范	2
			2) 职业道德 ①职业道德的概念 ②职业道德的特点 ③职业道德的功能作用 ④职业道德的基本内容		
			3) 营养配餐员的职业道德规范		

续表

模块	课程	学习单元	课程内容	培训建议	课堂学时
1. 职业道德	1-3 职业守则	职业守则	1）忠于职守，热爱本职 2）讲究质量，注重信誉 3）钻研业务，开拓创新 4）遵纪守法，协作互助	（1）方法：讲授法、案例教学法 （2）重点与难点：营养配餐员的职业守则	1
2. 营养学基础知识	2-1 食物中营养素的消化、吸收和代谢基本知识	食物的消化、吸收与排泄	1）食物的消化过程 2）营养素的吸收 3）营养代谢物质的排泄	（1）方法：讲授法 （2）重点与难点：食物的消化、吸收过程	1
	2-2 人体所需营养素	七大营养素	1）蛋白质 2）脂类 3）碳水化合物 4）维生素 5）无机盐 6）水 7）膳食纤维	（1）方法：讲授法 （2）重点与难点：各类营养素的生理功能、膳食来源及推荐摄入量	10
	2-3 人体能量代谢	人体能量代谢	1）人体能量的来源 ①能量单位 ②产能营养素及产能系数 2）人体能量的消耗 ①基础代谢 ②体力活动 ③食物的热效应 ④生长发育 3）人体能量的合理摄入及食物来源 ①能量需要量 ②能量平衡 ③能量的食物来源	（1）方法：讲授法 （2）重点与难点：人体能量消耗的构成及能量的合理摄入	2

续表

模块	课程	学习单元	课程内容	培训建议	课堂学时
3.食物的营养学知识	各类食材的营养价值	（1）植物性原料的营养价值	1）谷类及薯类 2）豆类及其制品 3）蔬菜和水果 4）坚果	（1）方法：讲授法 （2）重点与难点：植物性原料的营养价值及其合理利用	1
		（2）动物性原料的营养价值	1）畜禽肉类 2）畜禽肉类制品 3）水产品 4）乳及乳制品 5）蛋类及其制品	（1）方法：讲授法 （2）重点与难点：动物性原料的营养价值及其合理利用	1
		（3）其他原料的营养价值	1）食用油脂 2）常用调味品 3）酒类 4）预包装食品营养标签的解读 ①营养成分表 ②营养声称 ③营养成分功能声称	（1）方法：讲授法 （2）重点与难点：其他原料的营养价值及其合理利用	1
4.营养配餐基础知识	4-1 合理烹饪	合理烹饪	1）烹饪工艺基础知识 ①初加工 ②切配 ③初步热处理 ④烹调方法 2）合理烹饪 ①根据原料质地合理烹饪 ②根据人群营养需求合理烹饪	（1）方法：讲授法、讨论法 （2）重点与难点：食物的合理烹调	2
	4-2 膳食结构类型	膳食结构简介	1）当今世界主要膳食结构类型 ①动植物食物平衡的膳食结构 ②以植物性食物为主的膳食结构 ③以动物性食物为主的膳食结构 ④地中海膳食结构 2）中国居民膳食结构	（1）方法：讲授法 （2）重点与难点：世界主要膳食结构类型及特点	1

续表

模块	课程	学习单元	课程内容	培训建议	课堂学时
4.营养配餐基础知识	4-3 营养配餐的理论依据	营养配餐的理论依据	1）平衡膳食 ①平衡膳食的概念及意义 ②平衡膳食的基本要求 2）中国居民膳食指南 3）中国居民平衡膳食宝塔 4）中国居民膳食营养素参考摄入量 ①膳食营养素参考摄入量的主要指标 ②营养素安全摄入范围 ③膳食营养素参考摄入量的应用	（1）方法：讲授法 （2）重点：中国居民膳食指南和中国居民平衡膳食宝塔 （3）难点：膳食营养素参考摄入量的主要指标	4
	4-4 餐饮成本的计算	餐饮成本的计算	1）成本的计算 ①净料成本的计算 ②调味品成本的计算 ③产品成本的计算 2）毛利率与产品价格的计算 ①毛利率的计算 ②产品价格的计算	（1）方法：讲授法、案例教学法、讨论法 （2）重点与难点：各类产品成本及毛利率的计算	1
5.饮食卫生与安全	5-1 食品污染及预防	（1）食品污染的概念及类型	1）食品污染的概念及危害 2）食品污染的类型 ①生物性污染 ②化学性污染 ③物理性污染	（1）方法：讲授法 （2）重点与难点：食品污染的概念及分类	1
		（2）各类食品污染及其预防	1）食品的生物性污染及其预防 ①微生物污染及其预防 ②寄生虫污染及其预防 ③病媒生物污染及其预防	（1）方法：讲授法、案例教学法	10

续表

模块	课程	学习单元	课程内容	培训建议	课堂学时
5. 饮食卫生与安全	5-1 食品污染及预防	(2) 各类食品污染及其预防	2) 食品的化学性污染及其预防 ①金属毒物污染及其预防 ②残留物、禁用物污染及其预防 ③加工造成的污染及其预防 ④食品添加剂污染及其预防 ⑤包装容器及材料污染及其预防	(2) 重点：各类食品污染及预防措施 (3) 难点：食品微生物污染	
			3) 食品的物理性污染及其预防 ①异物污染及其预防 ②放射性污染及其预防		
	5-2 食物中毒及预防	食源性疾病与食物中毒	1) 食源性疾病的概念	(1) 方法：讲授法、案例教学法 (2) 重点与难点：各类食物中毒的特点与预防措施	6
			2) 食物中毒的概念及特点		
			3) 食物中毒的类型 ①细菌性食物中毒 ②真菌性食物中毒 ③有毒动、植物食物中毒		
			4) 食物中毒事故的处理原则 ①食物中毒的一般急救处理 ②食物中毒调查处理程序与方法		
	5-3 餐饮卫生管理规范	餐饮卫生管理规范	1) 餐饮服务食品安全人员管理	(1) 方法：讲授法	4
			2) 餐饮服务建筑场所、设施设备管理		
			3) 烹饪原料的管理		

续表

模块	课程	学习单元	课程内容	培训建议	课堂学时
5. 饮食卫生与安全	5-3 餐饮卫生管理规范	餐饮卫生管理规范	4）原料初加工与切配	(2) 重点与难点：餐饮操作过程中出现的安全问题及预防措施	
			5）冷菜和生食加工制品安全管理		
			6）热菜的卫生与安全		
			7）餐饮用具洗消保洁卫生与安全		
			8）废弃物管理		
	5-4 安全生产	(1) 安全生产的保障	1）安全生产的意义	(1) 方法：讲授法 (2) 重点与难点：从业者享有的安全生产保障的权力与应尽的义务	1
			2）我国安全生产的法制保障		
			3）从业者享有的安全生产保障的权力与应尽的义务		
		(2) 安全的工作环境和操作要求	1）工作环境常见伤害及原因	(1) 方法：讲授法、案例教学法 (2) 重点与难点：工作环境中不安全因素的处理	1
			2）工作环境中常见不安全因素		
			3）工作环境中不安全因素的处理		
			4）安全的操作方法		
		(3) 工伤知识	1）工伤的概念	(1) 方法：讲授法 (2) 重点与难点：工伤认定申请	1
			2）工伤认定申请		
			3）工伤的鉴定		
			4）工伤赔偿标准		
6. 相关法律、法规知识	6-1 法律知识	法律知识	1）《中华人民共和国食品安全法》相关知识	(1) 方法：讲授法、案例教学法	3
			2）《中华人民共和国劳动法》相关知识		
			3）《中华人民共和国消费者权益保护法》相关知识		

续表

模块	课程	学习单元	课程内容	培训建议	课堂学时
6．相关法律、法规知识	6-1 法律知识	法律知识	4)《中华人民共和国环境保护法》相关知识 5)《中华人民共和国野生动物保护法》相关知识 6)《中华人民共和国反食品浪费法》相关知识	(2) 重点与难点：《中华人民共和国劳动法》相关知识	
	6-2 法规知识	法规知识	《餐饮服务食品安全操作规范》相关知识	(1) 方法：讲授法、案例教学法 (2) 重点与难点：《餐饮服务食品安全操作规范》相关知识	1
课堂学时合计					56

2.2.2 四级／中级职业技能培训课程规范

模块	课程	学习单元	课程内容	培训建议	课堂学时
1．信息收集	1-1 食材的调查	(1) 就餐人群膳食结构调查	1) 食物分析 2) 食物归类 3) 食物摄入量计算 4) 建议食物量的比较分析 5) 基于平衡膳食宝塔的评价	(1) 方法：讲授法 (2) 重点与难点：食物结构调查	2
		(2) 各类食材的营养特点分析	1) 粮谷类食材的营养成分与营养价值 ①粮谷类食材的主要营养成分 ②粮谷类食材结构与营养分布 ③粮谷类食材的合理利用 ④常见粮谷类食材的营养价值	(1) 方法：讲授法、讨论法	6

续表

模块	课程	学习单元	课程内容	培训建议	课堂学时
1. 信息收集	1-1 食材的调查	（2）各类食材的营养特点分析	2）果蔬类食材的营养成分与营养价值 ①果蔬类食材的主要营养成分 ②果蔬类食材结构与营养分布 ③果蔬类食材的合理利用 ④常见果蔬类食材的营养价值	（2）重点：各类食材的主要营养成分 （3）难点：各类食材的突出营养价值	
			3）肉蛋奶类食材的营养成分与营养价值 ①肉蛋奶类食材及其制品的营养成分 ②肉蛋奶类食材的合理利用 ③常见肉蛋奶类食材的营养价值		
			4）水产类食材的营养成分与营养价值 ①水产类食材及其制品的营养成分 ②水产类食材的合理利用 ③常见水产类食材的营养价值		
			5）调味品的营养成分与营养价值 ①调味品的分类 ②调味品的营养成分及其特点 ③调味品的合理利用		
	1-2 餐饮特点的调查	（1）不同地域饮食风味特点和习俗调查	1）访谈法 ①访谈前准备 ②访谈提纲设计	（1）方法：讲授法、讨论法	4
			2）问卷调查法 ①样本抽样 ②问卷设计 ③问卷统计		

续表

模块	课程	学习单元	课程内容	培训建议	课堂学时
1. 信息收集	1-2 餐饮特点的调查	(1) 不同地域饮食风味特点和习俗调查	3）不同地域饮食风味特点与习俗 ①东北地区饮食风味特点与习俗 ②中北地区饮食风味特点与习俗 ③西北地区饮食风味特点与习俗 ④黄河中游地区饮食风味特点与习俗 ⑤京津地区饮食风味特点与习俗 ⑥黄河下游地区饮食风味特点与习俗 ⑦长江中游地区饮食风味特点与习俗 ⑧长江下游地区饮食风味特点与习俗 ⑨西南地区饮食风味特点与习俗 ⑩东南地区饮食风味特点与习俗 ⑪青藏高原地区饮食风味特点与习俗	(2) 重点：区域饮食风味特点与习俗、访谈法、问卷调查法 (3) 难点：问卷设计	
		(2) 菜肴口味量化分析	菜肴咸度测量	(1) 方法：讲授法、讨论法 (2) 重点与难点：菜肴咸度测量	2
2. 营养计算	2-1 食材营养素的计算	食材所含营养素的计算	1）食物成分表解读 ①食物成分表概述 ②食物分类与编码 ③食物的可食部 2）查表计算食材所含营养素的量	(1) 方法：讲授法、案例教学法 (2) 重点与难点：食材所含营养素量的计算	2
	2-2 食材能量的计算	食材所含能量的计算	1）能量及主要产能营养素 ①能量 ②产能营养素与能量系数 2）能量食物来源	(1) 方法：讲授法、案例教学法 (2) 重点与难点：能量的计算	2

续表

模块	课程	学习单元	课程内容	培训建议	课堂学时
3. 营养食谱设计	3-1 主副食品种设计	成年人的主副食品种设计	1）成年人的生理特点 2）成年人的营养需求 ①能量 ②蛋白质 ③脂类 ④碳水化合物 ⑤无机盐与微量元素 ⑥维生素 ⑦膳食纤维和水 3）成年人的主副食品种设计方法 4）食品营养评价与调整	（1）方法：讲授法、案例教学法 （2）重点与难点：成年人的主副食品种设计方法	4
	3-2 基础营养食谱的编制与总结	（1）基础营养食谱的编制	1）食谱的标示方法与格式 2）一餐食谱编制 3）一日食谱编制 4）一周食谱编制	（1）方法：讲授法、案例教学法、实训（练习）法 （2）重点与难点：不带量食谱编制	6
		（2）食谱调整与膳后总结	1）食谱调整的原则 2）食谱的保存与归档 3）食谱意见收集与总结	（1）方法：讲授法、案例教学法、实训（练习）法 （2）重点与难点：食谱的调整	2
4. 营养餐制作	4-1 成年人营养主食制作	（1）粥品类主食设计与制作	1）粥的选材 2）粥的熬制技巧 3）营养粥的制作举例	（1）方法：演示法、实训（练习）法 （2）重点与难点：营养粥的制作	2
		（2）米饭类主食设计与制作	1）米饭的制作过程 2）营养米饭举例 ①二米饭 ②南瓜饭 ③黑木耳饭 ④芋头饭 ⑤淮山药饭 ⑥海鲜饭	（1）方法：演示法、实训（练习）法 （2）重点与难点：营养米饭的制作	2

续表

模块	课程	学习单元	课程内容	培训建议	课堂学时
4. 营养餐制作	4-1 成年人营养主食制作	（3）馅心的搭配与调制	1）面点馅心的制作 2）常见馅心举例 ①鲜肉馅 ②青菜香菇馅 ③豆沙馅	（1）方法：演示法、实训（练习）法 （2）重点与难点：常见馅心的制作	2
		（4）面点成型技巧	1）揉 2）擀 3）卷 4）叠 5）摊 6）包 7）捏 8）剪 9）夹 10）按 11）押 12）切 13）削 14）拨	（1）方法：演示法、实训（练习）法 （2）重点与难点：各种面点成型手法	2
		（5）水调面团类和发酵面团类主食的设计与制作	1）水调面团类主食举例 ①月牙蒸饺 ②葱油火烧 2）发酵面团类主食举例 ①肉包子 ②萝卜丝包子 ③荷叶夹子 ④葱油花卷	（1）方法：演示法、实训（练习）法 （2）重点与难点：水调面团类和发酵面团类主食的制作	2
	4-2 成年人营养副食制作	（1）营养副食设计	1）营养元素的食物来源 ①能量来源 ②蛋白质来源 ③脂类来源 ④碳水化合物来源 ⑤维生素来源 ⑥无机盐来源	（1）方法：讲授法、案例教学法	2

续表

模块	课程	学习单元	课程内容	培训建议	课堂学时
4. 营养餐制作	4-2 成年人营养副食制作	(1) 营养副食设计	2) 菜点的营养设计原则 ①掌握主要烹饪原料的营养价值特点 ②重视具有特殊营养价值和生物活性功能的原料选择 ③根据进餐者营养需要选择原料 ④为满足进餐者的口感要求、饮食习俗和经济状况等选择原料 ⑤菜点原料搭配多样化	(2) 重点与难点：菜点的营养设计	
			3) 菜点的营养设计方法 ①主料选择 ②辅料选择 ③调料选择		
		(2) 炖制工艺类菜肴的制作	1) 水传热的特点 2) 炖的概念 3) 炖制菜肴的特点 4) 炖制菜肴食材的选择 5) 炖制菜肴的烹调流程 6) 炖制菜肴制作注意事项	(1) 方法：演示法、实训（练习）法 (2) 重点与难点：炖制工艺类菜肴的制作	1
		(3) 煮制工艺类菜肴的制作	1) 煮的概念 2) 煮制菜肴的特点 3) 煮制菜肴食材的选择 4) 煮制菜肴的烹调流程 5) 煮制菜肴制作注意事项	(1) 方法：演示法、实训（练习）法 (2) 重点与难点：煮制工艺类菜肴的制作	1

续表

模块	课程	学习单元	课程内容	培训建议	课堂学时
4. 营养餐制作	4-2 成年人营养副食制作	（4）烧制工艺类菜肴的制作	1）油传热的特点 2）烧的概念及分类 ①红烧 ②白烧 ③干烧	（1）方法：演示法、实训（练习）法 （2）重点与难点：烧制工艺类菜肴的制作	1
		（5）蒸制工艺类菜肴的制作	1）蒸汽传热的特点 2）蒸的概念与分类 ①弱气加热 ②中气加热 ③强气加热 3）蒸的运用技法	（1）方法：演示法、实训（练习）法 （2）重点与难点：蒸制工艺类菜肴的制作	1
		（6）炒制工艺类菜肴的制作	1）炒的概念 2）炒制菜肴食材的选择 3）炒制菜肴的烹调流程 4）炒制菜肴的分类 ①滑炒 ②爆炒 ③煸炒 ④软炒 ⑤生炒 ⑥熟炒	（1）方法：演示法、实训（练习）法 （2）重点与难点：炒制工艺类菜肴的制作	1
		（7）烤制工艺类菜肴的制作	1）烤的概念 2）烤制菜肴食材的选择 3）烤制技法的分类 4）烤制菜肴的烹调流程 5）微波加热烤制 6）烤制菜肴的注意事项	（1）方法：演示法、实训（练习）法 （2）重点与难点：烤制工艺类菜肴的制作	1
	4-3 成年人营养套餐制作	成年人营养套餐制作	1）营养套餐的设计原则 2）营养套餐的设计方法 3）不同劳动强度消耗者营养套餐的设计	（1）方法：讲授法、案例教学法 （2）重点与难点：不同劳动强度消耗者营养套餐的设计	2

续表

模块	课程	学习单元	课程内容	培训建议	课堂学时
5. 营养宣教	5-1 国民健康素养的宣教	（1）合理膳食宣教	1）宣教准备	（1）方法：讲授法 （2）重点与难点：合理膳食宣教	0.5
			2）宣教过程		
		（2）适量运动宣教	1）宣教准备	（1）方法：讲授法 （2）重点与难点：适量运动宣教	0.5
			2）宣教过程 ①调查运动习惯 ②估计能量需要量和运动水平		
		（3）戒烟限酒宣教	1）宣教准备	（1）方法：讲授法 （2）重点与难点：戒烟限酒宣教	0.5
			2）宣教过程		
		（4）心理平衡宣教	1）宣教准备	（1）方法：讲授法 （2）重点与难点：心理平衡宣教	0.5
			2）宣教过程		
	5-2 预包装食品营养标签的宣教	解读预包装食品的营养标签	1）营养成分表中的营养成分标示	（1）方法：讲授法、案例教学法 （2）重点与难点：营养声称的方法	2
			2）营养声称的方法 ①含量声称 ②比较声称		
			3）营养成分功能声称的方法		
			4）食品营养标签的格式		
课堂学时合计					54

2.2.3 三级/高级职业技能培训课程规范

模块	课程	学习单元	课程内容	培训建议	课堂学时
1. 信息收集	1-1 用餐对象的调查	（1）集体用餐人员营养需求的调查	1）调查集体用餐人员营养需求的方法 ①访谈法 ②问卷调查法	（1）方法：讲授法、案例教学法	2

续表

模块	课程	学习单元	课程内容	培训建议	课堂学时
1．信息收集	1-1 用餐对象的调查	（1）集体用餐人员营养需求的调查	2）调查集体用餐人员营养需求的主要手段 ①看 ②问 ③听 ④记 3）集体用餐人员营养需求情况调查的步骤 ①确定调查内容 ②选择适宜的调查对象 ③确定调查方法 ④总结调查结果 4）集体用餐人员营养需求调查案例 ①普通家庭营养需求调查 ②中小学生营养需求调查 ③大学生营养需求调查	（2）重点与难点：集体用餐人员营养需求调查方法及应用	
		（2）集体用餐人员膳食结构的调查	1）我国居民传统膳食结构 ①高碳水化合物 ②高膳食纤维 ③低动物脂肪 2）我国居民膳食结构存在现状与存在问题 3）集体用餐人员膳食结构调查案例 ①调查对象 ②调查方法 ③结果与分析 ④结论	（1）方法：讲授法、案例教学法 （2）重点与难点：集体用餐人员膳食结构调查	2

续表

模块	课程	学习单元	课程内容	培训建议	课堂学时
1.信息收集	1-2 食材的调查	(1) 宴会食材的选择	1）宴会的种类及特点 ①宴会的种类 ②宴会的特点 2）食材库存的调查方法 ①查看库存表 ②咨询库房管理员 ③进库查看 3）调查食材时价的方法 ①查看供应商报价单 ②检查实物 ③考查食材 4）不同类型非常用食材的相关知识 ①果蔬类营养特点 ②畜禽肉类及其制品营养特点 ③水产品营养特点 ④蛋类及其制品营养特点 ⑤乳类及其制品营养特点 ⑥谷类制品营养特点 ⑦豆类及其制品营养特点	(1) 方法：讲授法 (2) 重点与难点：非常用食材的相关知识	4
		(2) 宴会食材的检验及保存	1）影响食材品质的因素 2）不同类型食材的感官质量检测 ①果蔬类感官检测 ②畜禽肉类及其制品感官质量检测 ③水产品感官质量检测 ④蛋类及其制品感官质量检测 ⑤乳类及其制品感官质量检测	(1) 方法：讲授法	3

续表

模块	课程	学习单元	课程内容	培训建议	课堂学时
1. 信息收集	1-2 食材的调查	（2）宴会食材的检验及保存	3）不同类型食材检验的常用方法 ①视觉检验 ②嗅觉检验 ③味觉检验 ④触觉检验 ⑤询问检验 ⑥对比检验 ⑦快速检测 4）影响食材储存保管的因素 5）食材保管的常用方法 ①脱水保管 ②密封保管 ③低温保管 ④使用除氧剂密闭保管	（2）重点：不同类型食材的感官质量检测 （3）难点：畜禽肉类及其制品感官质量检测	
	1-3 餐饮场所营养环境的调查与建设	（1）餐饮场所健康食材供应情况的调查	1）餐饮场所的分类 2）中西餐的分类 ①中餐的分类 ②西餐的分类 3）餐饮场所健康食材供应情况的调查方法及案例	（1）方法：讲授法、案例教学法 （2）重点与难点：餐饮场所健康食材供应情况的调查方法	2
		（2）餐饮场所促进健康膳食的举措调查	1）餐饮场所健康食材供应情况的调查结果评价 2）提升餐饮场所营养环境的方法 ①点餐、用餐营养服务 ②餐饮营养环境的展示与布置	（1）方法：讲授法 （2）重点与难点：提升餐饮场所营养环境的方法	2
2. 营养计算	2-1 标准人能量及营养素需要量的计算	（1）一人一天能量需要量的计算	能量需要量的计算方法	（1）方法：讲授法、案例教学法 （2）重点与难点：一人一天能量需要量的计算	2

续表

模块	课程	学习单元	课程内容	培训建议	课堂学时
2. 营养计算	2-1 标准人能量及营养素需要量的计算	（2）一人一天营养素需要量的计算	营养素需要量的计算方法	（1）方法：讲授法、案例教学法 （2）重点与难点：一人一天营养素需要量的计算	2
	2-2 宴会和团体餐能量及营养素需要量的计算	（1）宴会的能量及营养素需要量的计算	1）常见宴会的分类及营养特点 ①便宴 ②家庭宴会 ③婚宴 ④高档宴会	（1）方法：讲授法、案例教学法 （2）重点与难点：宴会能量及营养素需要量的计算	3
			2）宴会能量及营养素需要量计算 ①宴会能量计算 ②宴会营养素计算		
		（2）团体餐的能量及营养素需要量的计算	1）团体餐的分类	（1）方法：讲授法、案例教学法 （2）重点与难点：团体餐能量及营养素需要量的计算	3
			2）团体餐的营养特点		
			3）团体餐能量及营养素需要量的计算 ①团体餐能量计算 ②团体餐营养素计算		
	2-3 不同生理阶段人群能量及营养素需要量的计算	（1）孕妇能量及营养素需要量的计算	孕妇能量及营养素需要量的计算	（1）方法：讲授法、案例教学法 （2）重点与难点：孕妇能量及营养素需要量的计算	2
		（2）乳母能量及营养素需要量的计算	乳母能量及营养素需要量的计算	（1）方法：讲授法、案例教学法 （2）重点与难点：乳母能量及营养素需要量的计算	2
		（3）学龄前儿童能量及营养素需要量的计算	学龄前儿童能量及营养素需要量的计算	（1）方法：讲授法、案例教学法 （2）重点与难点：学龄前儿童能量及营养素需要量的计算	2

续表

模块	课程	学习单元	课程内容	培训建议	课堂学时
2. 营养计算	2-3 不同生理阶段人群能量及营养素需要量的计算	（4）青少年能量及营养素需要量的计算	青少年能量及营养素需要量的计算	（1）方法：讲授法、案例教学法 （2）重点与难点：青少年能量及营养素需要量的计算	2
		（5）老年人能量及营养素需要量的计算	老年人能量及营养素需要量的计算	（1）方法：讲授法、案例教学法 （2）重点与难点：老年人能量及营养素需要量的计算	2
	2-4 不同环境作业人群能量及营养素需要量计算	（1）高温环境下人群能量及营养素需要量的计算	1）高温环境的特点 2）高温环境下人群的营养需求 ①能量和蛋白质 ②水和无机盐 ③维生素 3）高温环境下人群能量及营养素需要量计算方法	（1）方法：讲授法、案例教学法 （2）重点与难点：高温环境下人群能量及营养素需要量计算	2
		（2）低温环境下人群能量及营养素需要量的计算	1）低温环境的特点 2）低温环境下人群的营养需求 ①能量和产热营养素 ②维生素 ③无机盐 3）低温环境下人群能量及营养素需要量计算方法	（1）方法：讲授法、案例教学法 （2）重点与难点：低温环境下人群能量及营养素需要量计算	2
3. 营养食谱设计	3-1 主食品种设计	宴会、团体餐主食品种设计	1）营养食谱的定义 2）营养食谱的组成与分类 3）营养食谱的格式 4）营养食谱设计原则 ①确定目标人群 ②合理选择食物 ③计划性设计营养食谱 ④完善营养食谱	（1）方法：讲授法、案例教学法、实训（练习）法	4

续表

模块	课程	学习单元	课程内容	培训建议	课堂学时
3. 营养食谱设计	3-1 主食品种设计	宴会、团体餐主食品种设计	5）营养食谱的设计方法		
			6）宴会、团体餐主食的设计特点 ①宴会主食的设计特点 ②团体餐主食的设计特点	（2）重点与难点：宴会、团体餐带量主食设计	
			7）计算法在宴会、团体餐带量主食设计中的应用 ①计算法在宴会带量主食设计中的应用 ②计算法在团体餐带量主食设计中的应用		
	3-2 菜肴品种设计	宴会、团体餐菜肴品种设计	1）宴会、团体餐菜肴的设计特点 ①宴会菜肴的设计特点 ②团体餐菜肴的设计特点		4
			2）宴会、团体餐菜肴的设计方法 ①配餐软件法 ②食物交换份法	（1）方法：讲授法、案例教学法、实训（练习）法 （2）重点与难点：宴会、团体餐带量菜肴设计	
			3）宴会、团体餐菜肴设计注意点及技巧 ①菜肴设计的注意点 ②菜肴设计的技巧		
			4）宴会、团体餐带量菜肴设计实例 ①宴会带量菜肴设计实例 ②团体餐带量菜肴设计实例		

续表

模块	课程	学习单元	课程内容	培训建议	课堂学时
3. 营养食谱设计	3-3 食谱编制和分析	（1）带量食谱的设计	1）带量食谱的定义 2）带量食谱编制的目的及原则 ①带量食谱编制的目的 ②带量食谱编制的原则 3）带量食谱设计的方法及步骤 ①食物交换份法 ②计算法 4）带量食谱设计实例	（1）方法：讲授法、案例教学法、实训（练习）法 （2）重点与难点：带量食谱的设计	2
		（2）食谱的评价和调整	1）食谱综合评价的内容 ①食物的能量和营养素计算 ②食物种类和比例评价 ③产能营养素的供能比例 ④优质蛋白质占总蛋白质的比例 ⑤三餐能量分配比例 ⑥烹饪方法 2）食谱评价和调整实例	（1）方法：讲授法、案例教学法 （2）重点与难点：食谱的评价和调整	2
		（3）食谱的建档	1）膳后意见的收集及分析 ①直接访谈 ②建立收集意见的通路 ③查看用餐情况 ④共同研究食谱 ⑤召开研讨会 2）膳后食谱改进 3）食谱的计算机录入及保存 4）食谱归档	（1）方法：讲授法 （2）重点与难点：食谱归档	1

续表

模块	课程	学习单元	课程内容	培训建议	课堂学时
4. 营养餐制作	4-1 不同生理阶段人群营养餐的制作	(1) 孕妇营养餐的制作	1) 孕妇营养餐的设计原则 ①注意平衡膳食和合理营养 ②妊娠各期膳食应有侧重点 ③孕期饮食宜忌 2) 孕妇营养餐烹饪方法	(1) 方法：讲授法、实训（练习）法、案例教学法 (2) 重点与难点：孕妇营养主食、营养菜肴的制作	2
		(2) 乳母营养餐的制作	1) 乳母营养餐的设计原则 ①增加鱼、禽、蛋、瘦肉及海产品摄入 ②适当增饮奶类，多喝汤水 ③产褥期食物多样，不过量 ④食物多样，三餐分配合理 ⑤少吃盐、盐渍食品、刺激大的食品、被污染的食品 2) 乳母营养餐烹饪方法	(1) 方法：讲授法、实训（练习）法、案例教学法 (2) 重点与难点：乳母营养主食、营养菜肴的制作	2
		(3) 学龄前儿童营养餐的制作	1) 学龄前儿童营养餐的设计原则 ①食物多样化，谷物为主，适度增加薯类 ②适当多吃新鲜蔬果，保障营养素摄入充足 ③常吃鱼、禽、蛋、瘦肉 2) 学龄前儿童营养餐烹饪方法	(1) 方法：讲授法、实训（练习）法、案例教学法 (2) 重点与难点：学龄前儿童营养主食、营养菜肴的制作	2
		(4) 青少年营养餐的制作	1) 青少年营养餐的设计原则 ①膳食组成合理，食物品种多样 ②良好的饮食习惯	(1) 方法：讲授法、实训（练习）法、案例教学法	2

续表

模块	课程	学习单元	课程内容	培训建议	课堂学时
4．营养餐制作	4-1 不同生理阶段人群营养餐的制作	（4）青少年营养餐的制作	2）青少年膳食食材的选择 3）青少年营养餐烹饪方法	（2）重点与难点：青少年营养主食、营养菜肴的制作	
		（5）老年人营养餐的制作	1）老年人营养餐的设计原则 ①合理膳食组成，食物多样 ②良好的饮食习惯 2）老年人营养餐烹饪方法	（1）方法：讲授法、实训（练习）法、案例教学法 （2）重点与难点：老年人营养主食、营养菜肴的制作	2
	4-2 不同环境作业人群营养餐的制作	（1）高温环境作业人群营养餐的制作	1）高温环境作业人群营养餐的设计原则 ①合理补充水分 ②多吃蔬菜、水果 ③增加油脂蛋白质摄入 ④合理搭配班中餐 2）高温环境作业人群营养餐烹饪方法	（1）方法：讲授法、实训（练习）法、案例教学法 （2）重点与难点：高温环境作业人群营养主食、营养菜肴的制作	2
		（2）低温环境作业人群营养餐的制作	1）低温环境作业人群营养餐的设计原则 2）低温环境作业人群营养餐烹饪方法	（1）方法：讲授法、实训（练习）法、案例教学法 （2）重点与难点：低温环境作业人群营养主食、营养菜肴的制作	2
5．营养宣教	健康中国行动宣教	健康中国行动宣教	1）妇幼健康促进行动 2）中小学生健康促进行动 3）老年人健康促进行动 4）职业健康促进行动 5）合理膳食行动	（1）方法：讲授法 （2）重点与难点：健康中国行动宣教	2
课堂学时合计					68

2.2.4 二级/技师职业技能培训课程规范

模块	课程	学习单元	课程内容	培训建议	课堂学时
1. 营养食谱设计	1-1 主食品种设计	（1）肥胖症、高脂血症和脂肪肝人群主食品种设计	1）肥胖症、高脂血症和脂肪肝的临床特点 ①肥胖症的临床特点 ②高脂血症的临床特点 ③脂肪肝的临床特点 2）肥胖症、高脂血症和脂肪肝的营养治疗与饮食原则 ①肥胖症的营养治疗与饮食原则 ②高脂血症的营养治疗与饮食原则 ③脂肪肝的营养治疗与饮食原则 3）肥胖症、高脂血症和脂肪肝人群主食品种设计 ①米食品种设计 ②面食品种设计 ③杂粮品种设计 ④其他主食品种设计	（1）方法：讲授法、讨论法、实训（练习）法、案例教学法 （2）重点：肥胖症、高脂血症和脂肪肝人群主食品种设计 （3）难点：肥胖症、高脂血症和脂肪肝的临床特点、营养治疗与饮食原则	2
		（2）高血压和冠心病人群主食品种设计	1）高血压和冠心病的临床特点 ①高血压的临床特点 ②冠心病的临床特点 2）高血压和冠心病的营养治疗与饮食原则 ①高血压的营养治疗与饮食原则 ②冠心病的营养治疗与饮食原则	（1）方法：讲授法、讨论法、实训（练习）法、案例教学法 （2）重点：高血压和冠心病人群主食品种设计	2

续表

模块	课程	学习单元	课程内容	培训建议	课堂学时
1. 营养食谱设计	1-1 主食品种设计	(2) 高血压和冠心病人群主食品种设计	3) 高血压和冠心病人群主食品种设计 ①米食品种设计 ②面食品种设计 ③杂粮品种设计 ④其他主食品种设计	(3) 难点：高血压和冠心病的临床特点、营养治疗与饮食原则	
		(3) 糖尿病和痛风人群主食品种设计	1) 糖尿病和痛风的临床特点 ①糖尿病的临床特点 ②痛风的临床特点	(1) 方法：讲授法、讨论法、实训（练习）法、案例教学法 (2) 重点：糖尿病和痛风人群主食品种设计 (3) 难点：糖尿病和痛风的临床特点、营养治疗与饮食原则	2
			2) 糖尿病和痛风的营养治疗与饮食原则 ①糖尿病的营养治疗与饮食原则 ②痛风的营养治疗与饮食原则		
			3) 糖尿病和痛风人群主食品种设计 ①米食品种设计 ②面食品种设计 ③杂粮品种设计 ④其他主食品种设计		
		(4) 骨质疏松症人群主食品种设计	1) 骨质疏松症的临床特点	(1) 方法：讲授法、讨论法、实训（练习）法、案例教学法 (2) 重点：骨质疏松症人群主食品种设计 (3) 难点：骨质疏松症的临床特点、营养治疗与饮食原则	2
			2) 骨质疏松症的营养治疗与饮食原则		
			3) 骨质疏松症人群主食品种设计 ①米食品种设计 ②面食品种设计 ③杂粮品种设计 ④其他主食品种设计		

续表

模块	课程	学习单元	课程内容	培训建议	课堂学时
1. 营养食谱设计	1-2 菜肴品种设计	（1）肥胖症、高脂血症和脂肪肝人群菜肴品种设计	1）肥胖症、高脂血症和脂肪肝人群菜肴品种设计 ①荤菜设计 ②素菜设计 ③汤菜设计 ④其他菜肴品种设计 2）低能量菜肴设计 3）低脂菜肴设计	（1）方法：讲授法、讨论法、实训（练习）法、案例教学法 （2）重点与难点：肥胖症、高脂血症和脂肪肝人群菜肴品种设计	2
		（2）高血压和冠心病人群菜肴品种设计	1）高血压和冠心病人群菜肴品种设计 ①荤菜设计 ②素菜设计 ③汤菜设计 ④其他菜肴品种设计 2）低脂低胆固醇菜肴设计 3）低钠菜肴设计	（1）方法：讲授法、讨论法、实训（练习）法、案例教学法 （2）重点与难点：高血压和冠心病人群菜肴品种设计	2
		（3）糖尿病和痛风人群菜肴品种设计	1）糖尿病和痛风人群菜肴品种设计 ①荤菜设计 ②素菜设计 ③汤菜设计 ④其他菜肴品种设计 2）低糖菜肴设计 3）低嘌呤菜肴设计	（1）方法：讲授法、讨论法、实训（练习）法、案例教学法 （2）重点与难点：糖尿病和痛风人群菜肴品种设计	2
		（4）骨质疏松症人群菜肴品种设计	1）骨质疏松症人群菜肴品种设计 ①荤菜设计 ②素菜设计 ③汤菜设计 ④其他菜肴品种设计 2）高钙菜肴设计	（1）方法：讲授法、讨论法、实训（练习）法、案例教学法 （2）重点与难点：骨质疏松症人群菜肴品种设计	2

续表

模块	课程	学习单元	课程内容	培训建议	课堂学时
1. 营养食谱设计	1-3 食谱编制	(1) 肥胖症、高脂血症和脂肪肝人群带量食谱设计	1) 肥胖症、高脂血症和脂肪肝人群的膳食营养需求 ①能量需求 ②营养素需求 2) 肥胖症、高脂血症和脂肪肝人群食谱编制的原则 ①肥胖症人群食谱编制的原则 ②高脂血症人群食谱编制的原则 ③脂肪肝人群食谱编制的原则 3) 肥胖症、高脂血症和脂肪肝人群带量食谱设计 ①确定就餐者能量及营养素的推荐摄入量 ②确定食物的品种和供给量 ③食谱的评价与调整 ④食谱的改进与存档	(1) 方法：讲授法、讨论法、实训（练习）法、案例教学法 (2) 重点：肥胖症、高脂血症和脂肪肝人群带量食谱设计 (3) 难点：肥胖症、高脂血症和脂肪肝人群的膳食营养需求和食谱编制原则	4
		(2) 高血压和冠心病人群带量食谱设计	1) 高血压和冠心病人群的膳食营养需求 ①能量需求 ②营养素需求 2) 高血压和冠心病人群食谱编制的原则 ①高血压人群食谱编制的原则 ②冠心病人群食谱编制的原则 3) 高血压和冠心病人群带量食谱设计	(1) 方法：讲授法、讨论法、实训（练习）法、案例教学法 (2) 重点：高血压和冠心病人群带量食谱设计 (3) 难点：高血压和冠心病人群的膳食营养需求和食谱编制原则	4

续表

模块	课程	学习单元	课程内容	培训建议	课堂学时
1. 营养食谱设计	1-3 食谱编制	（3）糖尿病和痛风人群带量食谱设计	1）糖尿病和痛风人群的膳食营养需求 ①能量需求 ②营养素需求 2）糖尿病和痛风人群食谱编制的原则 ①糖尿病人群食谱编制的原则 ②痛风人群食谱编制的原则 3）糖尿病和痛风人群带量食谱设计	（1）方法：讲授法、讨论法、实训（练习）法、案例教学法 （2）重点：糖尿病和痛风人群带量食谱设计 （3）难点：糖尿病和痛风人群的膳食营养需求和食谱编制原则	4
		（4）骨质疏松症人群带量食谱设计	1）骨质疏松症人群的膳食营养需求 ①能量需求 ②营养素需求 2）骨质疏松症人群食谱编制的原则 3）骨质疏松症人群带量食谱设计	（1）方法：讲授法、讨论法、实训（练习）法、案例教学法 （2）重点：骨质疏松症人群带量食谱设计 （3）难点：骨质疏松症人群的膳食营养需求和食谱编制原则	4
2. 营养餐制作	2-1 代谢性疾病人群营养套餐制作	（1）肥胖症人群营养套餐制作	1）肥胖症人群营养套餐主食制作 2）肥胖症人群营养套餐菜肴制作 3）肥胖症人群营养套餐汤制作	（1）方法：演示法、实训（练习）法 （2）重点与难点：肥胖症人群营养套餐菜肴制作	2
		（2）糖尿病人群营养套餐制作	1）糖尿病人群营养套餐主食制作 2）糖尿病人群营养套餐菜肴制作 3）糖尿病人群营养套餐汤制作	（1）方法：演示法、实训（练习）法 （2）重点与难点：糖尿病人群营养套餐菜肴制作	2
		（3）痛风人群营养套餐制作	1）痛风人群营养套餐主食制作 2）痛风人群营养套餐菜肴制作 3）痛风人群营养套餐汤制作	（1）方法：演示法、实训（练习）法 （2）重点与难点：痛风人群营养套餐菜肴制作	2

续表

模块	课程	学习单元	课程内容	培训建议	课堂学时
2. 营养餐制作	2-2 心脑血管疾病人群营养套餐制作	（1）高脂血症人群营养套餐制作	1）高脂血症人群营养套餐主食制作	（1）方法：演示法、实训（练习）法 （2）重点与难点：高脂血症人群营养套餐菜肴制作	2
			2）高脂血症人群营养套餐菜肴制作		
			3）高脂血症人群营养套餐汤制作		
		（2）高血压人群营养套餐制作	1）高血压人群营养套餐主食制作	（1）方法：演示法、实训（练习）法 （2）重点与难点：高血压人群营养套餐菜肴制作	2
			2）高血压人群营养套餐菜肴制作		
			3）高血压人群营养套餐汤制作		
		（3）冠心病人群营养套餐制作	1）冠心病人群营养套餐主食制作	（1）方法：演示法、实训（练习）法 （2）重点与难点：冠心病人群营养套餐菜肴制作	2
			2）冠心病人群营养套餐菜肴制作		
			3）冠心病人群营养套餐汤制作		
	2-3 其他疾病人群营养套餐制作	（1）脂肪肝人群营养套餐制作	1）脂肪肝人群营养套餐主食制作	（1）方法：演示法、实训（练习）法 （2）重点与难点：脂肪肝人群营养套餐菜肴制作	2
			2）脂肪肝人群营养套餐菜肴制作		
			3）脂肪肝人群营养套餐汤制作		
		（2）骨质疏松症人群营养套餐制作	1）骨质疏松症人群营养套餐主食制作	（1）方法：演示法、实训（练习）法 （2）重点与难点：骨质疏松症人群营养套餐菜肴制作	2
			2）骨质疏松症人群营养套餐菜肴制作		
			3）骨质疏松症人群营养套餐汤制作		

续表

模块	课程	学习单元	课程内容	培训建议	课堂学时
3. 培训与指导	3-1 培训	（1）四级/中级、三级/高级营养配餐员工作评估	1）四级/中级和三级/高级营养配餐员的工作特点和要求 ①四级/中级营养配餐员的工作特点和要求 ②三级/高级营养配餐员的工作特点和要求 2）四级/中级和三级/高级营养配餐员工作评估标准与方法 ①四级/中级营养配餐员工作评估标准与方法 ②三级/高级营养配餐员工作评估标准与方法	（1）方法：讲授法、讨论法、案例教学法 （2）重点：四级/中级和三级/高级营养配餐员工作评估标准与方法 （3）难点：四级/中级和三级/高级营养配餐员的工作特点和要求	2
		（2）四级/中级、三级/高级营养配餐员培训计划编制	1）明确培训目标 2）制定培训内容及要求 3）合理分配培训学时 4）制定培训考核方案 5）选择编制培训计划的有效方法	（1）方法：讲授法、讨论法、案例教学法 （2）重点：制定培训内容及要求、考核方案 （3）难点：确保培训计划的有效性和可行性	2
	3-2 指导	（1）四级/中级、三级/高级营养配餐员理论指导	1）指导的方法 2）理论指导方案编制与组织 ①工作重点分析 ②工作难点分析 ③指导方案示例 3）理论指导的评定：知识水平测试	（1）方法：讲授法、讨论法、案例教学法、情景表演法 （2）重点：理论指导方案编制与组织 （3）难点：理论指导的评定	2

续表

模块	课程	学习单元	课程内容	培训建议	课堂学时
3. 培训与指导	3-2 指导	（2）四级/中级、三级/高级营养配餐员技能指导	1）指导的方法 2）技能指导方案编制与组织 ①工作重点分析 ②工作难点分析 ③指导方案示例 3）技能指导的评定：技能水平测试	（1）方法：讲授法、讨论法、案例教学法、情景表演法 （2）重点：技能指导方案编制与组织 （3）难点：技能指导的评定	2
4. 营养配餐宣教	4-1 企业内部人员的宣教	（1）"减盐、减油、减糖"措施以及盐、油、糖的台账管理与人均摄入量的计算	1）宣传的方法 ①讲座 ②张贴画 2）"减盐、减油、减糖"措施 ①餐饮企业"减盐"措施 ②餐饮企业"减油"措施 ③餐饮企业"减糖"措施 3）盐、油、糖的台账管理与人均摄入量的计算 ①油、盐、糖的台账管理 ②油、盐、糖人均摄入量的计算	（1）方法：讲授法、讨论法 （2）重点："减盐、减油、减糖"措施 （3）难点：盐、油、糖的台账管理与人均摄入量的计算	2
		（2）营养配餐的意义	1）宣传的方法 ①讲座 ②张贴画 2）推行营养配餐对于企业与用餐人员的现实意义 ①对企业的现实意义 ②对用餐人员的现实意义	（1）方法：讲授法、讨论法 （2）重点与难点：营养配餐的现实意义	2

续表

模块	课程	学习单元	课程内容	培训建议	课堂学时
4. 营养配餐宣教	4-1 企业内部人员的宣教	(3) 菜肴营养特点描述	1) 宣传的方法 ①讲座 ②知识竞赛 2) 菜肴营养标签的制定 ①《食品安全国家标准 预包装食品营养标签通则》(GB 28050—2011) 相关规定 ②菜肴营养标签制作流程 3) 菜肴营养特点介绍语编排 ①菜肴营养声称编排 ②菜肴营养成分功能声称编排	(1) 方法：讲授法、讨论法、实训（练习）法、案例教学法 (2) 重点：菜肴营养标签制作 (3) 难点：菜肴营养声称与营养成分功能声称	4
	4-2 社会人员的宣教	(1) 时令营养配餐	1) 时令营养配餐的意义 ①"天人合一"饮食观的体现 ②阴阳平衡、防病保健、延年益寿 2) 宣传的方法 ①讲座 ②宣传栏 ③张贴画 3) 时令食养基本知识 ①时令特点 ②时令食养食物选择 ③时令食养菜点选择	(1) 方法：讲授法、讨论法、案例教学法 (2) 重点：时令食养食物、菜点选择 (3) 难点：时令特点	2
		(2) 四季食养	1) 宣传的方法 ①讲座 ②宣传栏 ③张贴画 2) 四季食养的原则 ①春季食养原则 ②夏季食养原则 ③秋季食养原则 ④冬季食养原则	(1) 方法：讲授法、讨论法、案例教学法	4

续表

模块	课程	学习单元	课程内容	培训建议	课堂学时
4. 营养配餐宣教	4-2 社会人员的宣教	（2）四季食养	3）四季食养食物及菜点选择 ①春季食养食物及菜点选择 ②夏季食养食物及菜点选择 ③秋季食养食物及菜点选择 ④冬季食养食物及菜点选择	（2）重点：四季食养食物、菜点选择 （3）难点：四季食养原则	
		（3）利用设备和工具进行健康测评	1）身高及体重测量工具 ①使用方法 ②结果解读	（1）方法：讲授法、演示法、实训（练习）法 （2）重点：身高及体重测量工具、身体质量指数（BMI）测试盘、电子血压计的使用方法 （3）难点：测评结果解读	2
			2）身体质量指数（BMI）测试盘 ①使用方法 ②结果解读		
			3）电子血压计 ①使用方法 ②结果解读		
		（4）常见慢性病的营养宣教	1）肥胖症的营养宣教	（1）方法：讲授法、案例教学法 （2）重点与难点：常见慢性病的营养宣教	4
			2）糖尿病的营养宣教		
			3）痛风的营养宣教		
			4）高脂血症的营养宣教		
			5）高血压的营养宣教		
			6）冠心病的营养宣教		
			7）脂肪肝的营养宣教		
			8）骨质疏松症的营养宣教		
课堂学时合计					76

2.2.5 一级/高级技师职业技能培训课程规范

模块	课程	学习单元	课程内容	培训建议	课堂学时
1. 营养食谱设计	1-1 宴席菜肴品种设计	宴席菜肴的设计	1）宴席菜肴的食材选择 2）宴席菜肴的设计原则和方法 3）宴席营养菜肴设计实例	（1）方法：讲授法、演示法 （2）重点：选用不同烹饪方法设计菜肴品种 （3）难点：选用不同颜色的食材设计菜肴品种	4
1. 营养食谱设计	1-2 宴席营养食谱的设计	营养宴席食谱设计	1）营养宴席食谱设计的原则 2）营养宴席食谱设计的方法 3）营养宴席食谱设计的实例	（1）方法：讲授法、演示法 （2）重点：营养食谱设计的原则 （3）难点：宴席食谱设计实例	4
2. 营养餐制作	2-1 营养宴席冷菜搭配与制作	营养宴席冷菜搭配与制作	1）冷菜的搭配 2）冷菜制作及实例	（1）方法：讲授法、演示法 （2）重点：冷菜制熟 （3）难点：冷菜的搭配	4
2. 营养餐制作	2-2 营养宴席热菜搭配与制作	热菜搭配与制作	1）热菜组配方法 2）热菜制作及实例	（1）方法：讲授法、演示法 （2）重点：热菜制作 （3）难点：热菜的搭配	4
2. 营养餐制作	2-3 营养宴席主食制作	主食搭配与制作	1）主食组配方法 2）主食变化和拓展方法	（1）方法：讲授法、演示法 （2）重点：主食搭配 （3）难点：主食拓展方法	4
3. 培训与指导	3-1 培训	对二级/技师及以下级别营养配餐员的培训和营养配餐宣教	1）培训内容设计 ①综合能力的提升 ②管理能力的提升 2）培训方法 ①培训讲义编写方法 ②培训程序 3）宣教内容设计 4）宣传的方法	（1）方法：讲授法 （2）重点与难点：对二级/技师及以下级别营养配餐员进行理论、技能操作的培训和指导	4

续表

模块	课程	学习单元	课程内容	培训建议	课堂学时
3. 培训与指导	3-2 指导	对二级/技师及以下级别营养配餐员进行指导和科普	1）对二级/技师及以下级别营养配餐员做指导 2）科普课题的选择 3）科普文章撰写	（1）方法：讲授法 （2）重点与难点：选择课题，撰写文章	4
4. 营养宣教	4-1 中国北方饮食文化宣教	北方饮食文化	1）京、津、冀饮食文化 2）辽、吉、黑饮食文化 3）晋、鲁、豫、内蒙古饮食文化	（1）方法：讲授法 （2）重点与难点：中国北方饮食特点	4
	4-2 中国东部饮食文化宣教	东部饮食文化	1）江、浙、沪饮食文化 2）皖、赣、闽饮食文化	（1）方法：讲授法 （2）重点与难点：中国东部饮食特点	4
	4-3 中国南方饮食文化宣教	南方饮食文化	1）湖南、湖北饮食文化 2）广东、广西、海南饮食文化	（1）方法：讲授法 （2）重点与难点：中国南方饮食特点	4
	4-4 中国西部饮食文化宣教	西部饮食文化	1）西南地区饮食文化 2）西北地区饮食文化	（1）方法：讲授法 （2）重点与难点：中国西部饮食特点	4
课堂学时合计					44

2.2.6 培训建议中培训方法说明

1．讲授法

讲授法指教师主要运用语言讲述，系统地向学员传授知识，传播思想理念。即教师通过叙述、描绘、解释、推论来传递信息、传授知识、阐明概念、论证定律和公式，引导学员获取知识，认识和分析问题。

2．讨论法

讨论法指在教师的指导下，学员以班级或小组为单位，围绕学习单元的内容，对某一专题进行深入探讨,通过讨论或辩论活动,从而获得知识或巩固知识的一种教学方法,要求教师在讨论结束时对讨论的主题做归纳性总结。

3. 实训(练习)法

实训(练习)法指学员在教师的指导下巩固知识、运用知识,形成技能技巧的方法。通过实际操作的练习,形成操作技能。

4. 演示法

演示法指在教学过程中,教师通过示范操作和讲解使学员获得知识、技能的教学方法。教学中,教师对操作内容进行现场演示,边操作边讲解,强调操作的关键步骤和注意事项,使学员边学边做,理论与技能并重,师生互动,提高学生的学习兴趣和学习效率。

5. 案例教学法

案例教学法指通过对案例进行分析,提出问题,分析问题,并找到解决问题的途径和手段,培养学员分析问题、处理问题的能力。

6. 情景表演法

情景表演法指教师在实施培训前事先准备和布置培训现场,并设定情景表演的情景、对话内容及评估标准,通过学员现场的情景表演活动以及教师对活动效果的及时评估,从而达到培训的预期效果。

2.3 考核规范

2.3.1 职业基本素质培训考核规范

考核范围	考核比重(%)	考核内容	考核比重(%)	考核单元
1. 职业道德	10	1-1 职业认知	3	职业认知
		1-2 职业道德基本知识	3	职业道德基本知识
		1-3 职业守则	4	职业守则
2. 营养学基础知识	35	2-1 食物中营养素的消化、吸收和代谢基本知识	2	食物的消化、吸收与排泄

续表

考核范围	考核比重(%)	考核内容	考核比重(%)	考核单元
2. 营养学基础知识		2-2 人体所需营养素	29	七大营养素
		2-3 人体能量代谢	4	人体能量代谢
3. 食物的营养学知识	9	各类食材的营养价值	9	(1) 植物性原料的营养价值
				(2) 动物性原料的营养价值
				(3) 其他原料的营养价值
4. 营养配餐基础知识	16	4-1 合理烹饪	4	合理烹饪
		4-2 膳食结构类型	2	膳食结构简介
		4-3 营养配餐的理论依据	8	营养配餐的理论依据
		4-4 餐饮成本的计算	2	餐饮成本的计算
5. 饮食卫生与安全	25	5-1 食品污染及预防	9	(1) 食品污染的概念及类型
				(2) 各类食品污染及其预防
		5-2 食物中毒及预防	8	食源性疾病与食物中毒
		5-3 餐饮卫生管理规范	4	餐饮卫生管理规范
		5-4 安全生产	4	(1) 安全生产的保障
				(2) 安全的工作环境和操作要求
				(3) 工伤知识
6. 相关法律、法规知识	5	6-1 法律知识	4	法律知识
		6-2 法规知识	1	法规知识

2.3.2 四级／中级职业技能培训理论知识考核规范

考核范围	考核比重(%)	考核内容	考核比重(%)	考核单元
1. 信息收集	15	1-1 食材的调查	7	(1) 就餐人群膳食结构调查
				(2) 各类食材的营养特点分析
		1-2 餐饮特点的调查	8	(1) 不同地域饮食风味特点和习俗调查
				(2) 菜肴口味量化分析

续表

考核范围	考核比重（%）	考核内容	考核比重（%）	考核单元
2. 营养计算	15	2-1 食材营养素的计算	8	食材所含营养素的计算
		2-2 食材能量的计算	7	食材所含能量的计算
3. 营养食谱设计	30	3-1 主副食品种设计	15	成年人的主副食品种设计
		3-2 基础营养食谱的编制与总结	15	（1）基础营养食谱的编制
				（2）食谱调整与膳后总结
4. 营养餐制作	30	4-1 成年人营养主食制作	10	（1）粥品类主食设计与制作
				（2）米饭类主食设计与制作
				（3）馅心的搭配与调制
				（4）面点成型技巧
				（5）水调面团类和发酵面团类主食的设计与制作
		4-2 成年人营养副食制作	10	（1）营养副食设计
				（2）炖制工艺类菜肴的制作
				（3）煮制工艺类菜肴的制作
				（4）烧制工艺类菜肴的制作
				（5）蒸制工艺类菜肴的制作
				（6）炒制工艺类菜肴的制作
				（7）烤制工艺类菜肴的制作
		4-3 成年人营养套餐制作	10	成年人营养套餐制作
5. 营养宣教	10	5-1 国民健康素养的宣教	5	（1）合理膳食宣教
				（2）适量运动宣教
				（3）戒烟限酒宣教
				（4）心理平衡宣教
		5-2 预包装食品营养标签的宣教	5	解读预包装食品的营养标签

2.3.3 四级/中级职业技能培训操作技能考核规范

考核范围	考核比重（%）	考核内容	考核比重（%）	考核形式	选考方式	考核时间（分钟）	重要程度
1. 信息收集	15	1-1 食材的调查	7	笔试	选考	15	Y
		1-2 餐饮特点的调查	8	笔试	选考		Y
2. 营养计算	15	2-1 食材营养素的计算	8	笔试	必考	15	X
		2-2 食材能量的计算	7	笔试	必考		X
3. 营养食谱设计	30	3-1 主副食品种设计	15	笔试	必考	30	X
		3-2 基础营养食谱的编制与总结	15	笔试	必考		X
4. 营养餐制作	30	4-1 成年人营养主食制作	10	实操	必考	60	X
		4-2 成年人营养副食制作	10	实操	必考		X
		4-3 成年人营养套餐制作	10	实操	必考		X
5. 营养宣教	10	5-1 国民健康素养的宣教	5	实操	选考	60	Y
		5-2 预包装食品营养标签的宣教	5	实操	选考		Y

重要程度说明：
"X"表示核心要素，是鉴定中最重要、出现频率最高的内容，具有必备性、典型性的特点；"Y"表示一般要素，是鉴定中一般重要的内容；"Z"表示辅助要素，是鉴定中重要程度较低的内容。

2.3.4 三级/高级职业技能培训理论知识考核规范

考核范围	考核比重（%）	考核内容	考核比重（%）	考核单元
1. 信息收集	10	1-1 用餐对象的调查	3	（1）集体用餐人员营养需求的调查
				（2）集体用餐人员膳食结构的调查
		1-2 食材的调查	3	（1）宴会食材的选择
				（2）宴会食材的检验及保存

续表

考核范围	考核比重（%）	考核内容	考核比重（%）	考核单元
1. 信息收集		1-3 餐饮场所营养环境的调查与建设	4	（1）餐饮场所健康食材供应情况的调查
				（2）餐饮场所促进健康膳食的举措调查
2. 营养计算	30	2-1 标准人能量及营养素需要量的计算	8	（1）一人一天能量需要量的计算
				（2）一人一天营养素需要量的计算
		2-2 宴会和团体餐能量及营养素需要量的计算	8	（1）宴会的能量及营养素需要量的计算
				（2）团体餐的能量及营养素需要量的计算
		2-3 不同生理阶段人群能量及营养素需要量的计算	8	（1）孕妇能量及营养素需要量的计算
				（2）乳母能量及营养素需要量的计算
				（3）学龄前儿童能量及营养素需要量的计算
				（4）青少年能量及营养素需要量的计算
				（5）老年人能量及营养素需要量的计算
		2-4 不同环境作业人群能量及营养素需要量计算	6	（1）高温环境下人群能量及营养素需要量的计算
				（2）低温环境下人群能量及营养素需要量的计算
3. 营养食谱设计	30	3-1 主食品种设计	10	宴会、团体餐主食品种设计
		3-2 菜肴品种设计	10	宴会、团体餐菜肴品种设计
		3-3 食谱编制和分析	10	（1）带量食谱的设计
				（2）食谱的评价和调整
				（3）食谱的建档
4. 营养餐制作	20	4-1 不同生理阶段人群营养餐的制作	10	（1）孕妇营养餐的制作
				（2）乳母营养餐的制作
				（3）学龄前儿童营养餐的制作
				（4）青少年营养餐的制作
				（5）老年人营养餐的制作

续表

考核范围	考核比重（%）	考核内容	考核比重（%）	考核单元
4．营养餐制作		4-2 不同环境作业人群营养餐的制作	10	（1）高温环境作业人群营养餐的制作
				（2）低温环境作业人群营养餐的制作
5．营养宣教	10	健康中国行动宣教	10	健康中国行动宣教

2.3.5 三级/高级职业技能培训操作技能考核规范

考核范围	考核比重（%）	考核内容	考核比重（%）	考核形式	选考方式	考核时间（分钟）	重要程度
1．信息收集	10	1-1 用餐对象的调查	3	笔试	选考	30	Y
		1-2 食材的调查	3	笔试	选考		Y
		1-3 餐饮场所营养环境的调查与建设	4	笔试	选考		Y
2．营养计算	30	2-1 标准人能量及营养素需要量的计算	8	笔试	必考	50	X
		2-2 宴会和团体餐能量及营养素需要量的计算	8	笔试	必考		X
		2-3 不同生理阶段人群能量及营养素需要量的计算	8	笔试	必考		X
		2-4 不同环境作业人群能量及营养素需要量计算	6	笔试	必考		X
3．营养食谱设计	30	3-1 主食品种设计	10	笔试	必考	50	X
		3-2 菜肴品种设计	10	笔试	必考		X
		3-3 食谱编制和分析	10	笔试	必考		X
4．营养餐制作	20	4-1 不同生理阶段人群营养餐的制作	10	实操	必考	60	X
		4-2 不同环境作业人群营养餐的制作	10	实操	必考		X
5．营养宣教	10	健康中国行动宣教	10	实操	选考	30	Y

2.3.6　二级/技师职业技能培训理论知识考核规范

考核范围	考核比重（%）	考核内容	考核比重（%）	考核单元
1. 营养食谱设计	20	1-1　主食品种设计	6	（1）肥胖症、高脂血症和脂肪肝人群主食品种设计
				（2）高血压和冠心病人群主食品种设计
				（3）糖尿病和痛风人群主食品种设计
				（4）骨质疏松症人群主食品种设计
		1-2　菜肴品种设计	6	（1）肥胖症、高脂血症和脂肪肝人群菜肴品种设计
				（2）高血压和冠心病人群菜肴品种设计
				（3）糖尿病和痛风人群菜肴品种设计
				（4）骨质疏松症人群菜肴品种设计
		1-3　食谱编制	8	（1）肥胖症、高脂血症和脂肪肝人群带量食谱设计
				（2）高血压和冠心病人群带量食谱设计
				（3）糖尿病和痛风人群带量食谱设计
				（4）骨质疏松症人群带量食谱设计
2. 营养餐制作	50	2-1　代谢性疾病人群营养套餐制作	20	（1）肥胖症人群营养套餐制作
				（2）糖尿病人群营养套餐制作
				（3）痛风人群营养套餐制作
		2-2　心脑血管疾病人群营养套餐制作	20	（1）高脂血症人群营养套餐制作
				（2）高血压人群营养套餐制作
				（3）冠心病人群营养套餐制作
		2-3　其他疾病人群营养套餐制作	10	（1）脂肪肝人群营养套餐制作
				（2）骨质疏松症人群营养套餐制作
3. 培训与指导	20	3-1　培训	10	（1）四级/中级、三级/高级营养配餐员工作评估
				（2）四级/中级、三级/高级营养配餐员培训计划编制

续表

考核范围	考核比重（%）	考核内容	考核比重（%）	考核单元
3．培训与指导		3-2　指导	10	（1）四级/中级、三级/高级营养配餐员理论指导
				（2）四级/中级、三级/高级营养配餐员技能指导
4．营养配餐宣教	10	4-1　企业内部人员的宣教	5	（1）"减盐、减油、减糖"措施以及盐、油、糖的台账管理与人均摄入量的计算
				（2）营养配餐的意义
				（3）菜肴营养特点描述
		4-2　社会人员的宣教	5	（1）时令营养配餐
				（2）四季食养
				（3）利用设备和工具进行健康测评
				（4）常见慢性病的营养宣教

2.3.7　二级/技师职业技能培训操作技能考核规范

考核范围	考核比重（%）	考核内容	考核比重（%）	考核形式	选考方式	考核时间（分钟）	重要程度
1．营养食谱设计	20	1-1　主食品种设计	6	笔试	必考	30	X
		1-2　菜肴品种设计	6	笔试	必考		X
		1-3　食谱编制	8	笔试	必考		X
2．营养餐制作	50	2-1　代谢性疾病人群营养套餐制作	20	实操	必考	50	X
		2-2　心脑血管疾病人群营养套餐制作	20	实操	必考		X
		2-3　其他疾病人群营养套餐制作	10	实操	必考		X
3．培训与指导	20	3-1　培训	10	实操	必考	30	Y
		3-2　指导	10	实操	必考		Y
4．营养配餐宣教	10	4-1　企业内部人员的宣教	5	实操	选考	30	Y
		4-2　社会人员的宣教	5				

2.3.8　一级/高级技师职业技能培训理论知识考核规范

考核范围	考核比重(%)	考核内容	考核比重(%)	考核单元
1. 营养食谱设计	35	1-1　宴席菜肴品种设计	15	宴席菜肴的设计
		1-2　宴席营养食谱的设计	20	营养宴席食谱设计
2. 营养餐制作	15	2-1　营养宴席冷菜搭配与制作	5	营养宴席冷菜搭配与制作
		2-2　营养宴席热菜搭配与制作	5	热菜搭配与制作
		2-3　营养宴席主食制作	5	主食搭配与制作
3. 培训与指导	30	3-1　培训	15	对二级/技师及以下级别营养配餐员的培训和营养配餐宣教
		3-2　指导	15	对二级/技师及以下级别营养配餐员进行指导和科普
4. 营养宣教	20	4-1　中国北方饮食文化宣教	5	北方饮食文化
		4-2　中国东部饮食文化宣教	5	东部饮食文化
		4-3　中国南方饮食文化宣教	5	南方饮食文化
		4-4　中国西部饮食文化宣教	5	西部饮食文化

2.3.9　一级/高级技师职业技能培训操作技能考核规范

考核范围	考核比重(%)	考核内容	考核比重(%)	考核形式	选考方式	考核时间(分钟)	重要程度
1. 营养食谱设计	35	1-1　宴席菜肴品种设计	15	笔试	必考	50	X
		1-2　宴席营养食谱的设计	20	笔试	必考		X
2. 营养餐制作	15	2-1　营养宴席冷菜搭配与制作	5	实操	选考	30	Y
		2-2　营养宴席热菜搭配与制作	5	实操	选考		Y
		2-3　营养宴席主食制作	5	实操	选考		Y

续表

考核范围	考核比重（%）	考核内容	考核比重（%）	考核形式	选考方式	考核时间（分钟）	重要程度
3．培训与指导	30	3-1 培训	15	实操	必考	60	X
		3-2 指导	15	实操	必考		X
4．营养宣教	20	4-1 中国北方饮食文化宣教	5	实操	必考	60	X
		4-2 中国东部饮食文化宣教	5	实操	必考		X
		4-3 中国南方饮食文化宣教	5	实操	必考		X
		4-4 中国西部饮食文化宣教	5	实操	必考		X

附录

培训要求与课程规范对照表

附录

附录1 职业基本素质培训要求与课程规范对照表

2.1.1 职业基本素质培训要求			2.2.1 职业基本素质培训课程规范			
职业基本素质模块（模块）	培训内容（课程）	培训细目	学习单元	课程内容	培训建议	课堂学时
1. 职业道德	1-1 职业认知	(1) 营养配餐简介 (2) 营养配餐员的工作内容	职业认知	1) 营养配餐简介 ①营养配餐的定义 ②营养配餐的目的及意义 2) 营养配餐员的工作内容	(1) 方法：讲授法、讨论法 (2) 重点：营养配餐员的工作内容 (3) 难点：营养与健康的关系	1
	1-2 职业道德基本知识	(1) 社会主义核心价值观 (2) 职业道德的特点与作用 (3) 职业道德基本内容	职业道德基本知识	1) 道德 ①道德的含义 ②维持道德的依据 ③公民道德规范 ④社会主义核心价值观 2) 职业道德 ①职业道德的概念 ②职业道德的特点 ③职业道德的功能作用 ④职业道德的基本内容 3) 营养配餐员的职业道德规范	(1) 方法：讲授法、案例教学法 (2) 重点与难点：营养配餐员的职业道德规范	2
	1-3 职业守则	营养配餐员职业守则	职业守则	1) 忠于职守，热爱本职 2) 讲究质量，注重信誉 3) 钻研业务，开拓创新 4) 遵纪守法，协作互助	(1) 方法：讲授法、案例教学法 (2) 重点与难点：营养配餐员的职业守则	1
2. 营养学基础知识	2-1 食物中营养素的消化、吸收和代谢基本知识	(1) 消化系统 (2) 食物的消化 (3) 营养素的吸收 (4) 营养代谢物质的排泄 (5) 烹饪与消化吸收的关系	食物的消化、吸收与排泄	1) 食物的消化过程 2) 营养素的吸收 3) 营养代谢物质的排泄	(1) 方法：讲授法 (2) 重点与难点：食物的消化、吸收过程	1
	2-2 人体所需营养素	(1) 蛋白质 (2) 脂类 (3) 碳水化合物 (4) 维生素 (5) 无机盐 (6) 水 (7) 膳食纤维	七大营养素	1) 蛋白质 2) 脂类 3) 碳水化合物 4) 维生素 5) 无机盐 6) 水 7) 膳食纤维	(1) 方法：讲授法 (2) 重点与难点：各类营养素的生理功能、膳食来源及推荐摄入量	10

续表

2.1.1 职业基本素质培训要求			2.2.1 职业基本素质培训课程规范			
职业基本素质模块（模块）	培训内容（课程）	培训细目	学习单元	课程内容	培训建议	课堂学时
2. 营养学基础知识	2-3 人体能量代谢	（1）人体能量的来源 （2）人体能量的消耗 （3）人体能量的合理摄入	人体能量代谢	1）人体能量的来源 ①能量单位 ②产能营养素及产能系数 2）人体能量的消耗 ①基础代谢 ②体力活动 ③食物的热效应 ④生长发育 3）人体能量的合理摄入及食物来源 ①能量需要量 ②能量平衡 ③能量的食物来源	（1）方法：讲授法 （2）重点与难点：人体能量消耗的构成及能量的合理摄入	2
3. 食物的营养学知识	各类食材的营养价值	（1）植物性原料的营养价值 （2）动物性原料的营养价值 （3）其他原料的营养价值	（1）植物性原料的营养价值	1）谷类及薯类 2）豆类及其制品 3）蔬菜和水果 4）坚果	（1）方法：讲授法 （2）重点与难点：植物性原料的营养价值及其合理利用	1
			（2）动物性原料的营养价值	1）畜禽肉类 2）畜禽肉类制品 3）水产品 4）乳及乳制品 5）蛋类及其制品	（1）方法：讲授法 （2）重点与难点：动物性原料的营养价值及其合理利用	1
			（3）其他原料的营养价值	1）食用油脂 2）常用调味品 3）酒类 4）预包装食品营养标签的解读 ①营养成分表 ②营养声称 ③营养成分功能声称	（1）方法：讲授法 （2）重点与难点：其他原料的营养价值及其合理利用	1
4. 营养配餐基础知识	4-1 合理烹饪	（1）烹饪对食物营养的影响 （2）合理烹饪的方法和措施	合理烹饪	1）烹饪工艺基础知识 ①初加工 ②切配 ③初步热处理 ④烹调方法 2）合理烹饪 ①根据原料质地合理烹饪 ②根据人群营养需求合理烹饪	（1）方法：讲授法、讨论法 （2）重点与难点：食物的合理烹调	2

附录

续表

2.1.1 职业基本素质培训要求			2.2.1 职业基本素质培训课程规范			
职业基本素质模块（模块）	培训内容（课程）	培训细目	学习单元	课程内容	培训建议	课堂学时
4. 营养配餐基础知识	4-2 膳食结构类型	(1) 当今世界主要膳食结构类型 (2) 中国居民膳食结构	膳食结构简介	1) 当今世界主要膳食结构类型 ①动植物食物平衡的膳食结构 ②以植物性食物为主的膳食结构 ③以动物性食物为主的膳食结构 ④地中海膳食结构 2) 中国居民膳食结构	(1) 方法：讲授法 (2) 重点与难点：世界主要膳食结构类型及特点	1
	4-3 营养配餐的理论依据	(1) 平衡膳食 (2) 中国居民膳食指南和平衡膳食宝塔 (3) 中国居民膳食营养素参考摄入量	营养配餐的理论依据	1) 平衡膳食 ①平衡膳食的概念及意义 ②平衡膳食的基本要求 2) 中国居民膳食指南 3) 中国居民平衡膳食宝塔 4) 中国居民膳食营养素参考摄入量 ①膳食营养素参考摄入量的主要指标 ②营养素安全摄入范围 ③膳食营养素参考摄入量的应用	(1) 方法：讲授法 (2) 重点：中国居民膳食指南和中国居民平衡膳食宝塔 (3) 难点：膳食营养素参考摄入量的主要指标	4
	4-4 餐饮成本的计算	(1) 成本的计算 (2) 毛利率与产品价格的计算	餐饮成本的计算	1) 成本的计算 ①净料成本的计算 ②调味品成本的计算 ③产品成本的计算 2) 毛利率与产品价格的计算 ①毛利率的计算 ②产品价格的计算	(1) 方法：讲授法、案例教学法、讨论法 (2) 重点与难点：各类产品成本及毛利率的计算	1
5. 饮食卫生与安全	5-1 食品污染及预防	(1) 食品污染的概念及类型	(1) 食品污染的概念及类型	1) 食品污染的概念及危害 2) 食品污染的类型 ①生物性污染 ②化学性污染 ③物理性污染	(1) 方法：讲授法 (2) 重点与难点：食品污染的概念及分类	1

续表

2.1.1 职业基本素质培训要求			2.2.1 职业基本素质培训课程规范			
职业基本素质模块（模块）	培训内容（课程）	培训细目	学习单元	课程内容	培训建议	课堂学时
5. 饮食卫生与安全	5-1 食品污染及预防	（2）各类食品污染及其预防	（2）各类食品污染及其预防	1）食品的生物性污染及其预防 ①微生物污染及其预防 ②寄生虫污染及其预防 ③病媒生物污染及其预防 2）食品的化学性污染及其预防 ①金属毒物污染及其预防 ②残留物、禁用物污染及其预防 ③加工造成的污染及其预防 ④食品添加剂污染及其预防 ⑤包装容器及材料污染及其预防 3）食品的物理性污染及其预防 ①异物污染及其预防 ②放射性污染及其预防	（1）方法：讲授法、案例教学法 （2）重点：各类食品污染及预防措施 （3）难点：食品微生物污染	10
	5-2 食物中毒及预防	（1）食源性疾病的概念 （2）食物中毒及其类型 （3）食物中毒事故的处理原则	食源性疾病与食物中毒	1）食源性疾病的概念 2）食物中毒的概念及特点 3）食物中毒的类型 ①细菌性食物中毒 ②真菌性食物中毒 ③有毒动、植物食物中毒 4）食物中毒事故的处理原则 ①食物中毒的一般急救处理 ②食物中毒调查处理程序与方法	（1）方法：讲授法、案例教学法 （2）重点与难点：各类食物中毒的特点与预防措施	6
	5-3 餐饮卫生管理规范	（1）餐饮服务食品安全人员管理 （2）餐饮服务建筑场所、设施设备管理 （3）烹饪原料的管理	餐饮卫生管理规范	1）餐饮服务食品安全人员管理 2）餐饮服务建筑场所、设施设备管理 3）烹饪原料的管理	（1）方法：讲授法	4

附录

续表

2.1.1 职业基本素质培训要求			2.2.1 职业基本素质培训课程规范			
职业基本素质模块（模块）	培训内容（课程）	培训细目	学习单元	课程内容	培训建议	课堂学时
5. 饮食卫生与安全	5-3 餐饮卫生管理规范	（4）原料初加工与切配 （5）冷菜和生食加工制品安全管理 （6）热菜的卫生与安全 （7）餐饮用具洗消保洁卫生与安全 （8）废弃物管理	餐饮卫生管理规范	4）原料初加工与切配 5）冷菜和生食加工制品安全管理 6）热菜的卫生与安全 7）餐饮用具洗消保洁卫生与安全 8）废弃物管理	（2）重点与难点：餐饮操作过程中出现的安全问题及预防措施	
	5-4 安全生产	（1）安全生产的意义 （2）我国安全生产的法制保障 （3）从业者享有的安全生产保障的权力与应尽的义务 （4）工作环境常见伤害及原因 （5）工作环境中常见不安全因素及其处理 （6）工伤的概念、鉴定及赔偿标准	（1）安全生产的保障	1）安全生产的意义 2）我国安全生产的法制保障 3）从业者享有的安全生产保障的权力与应尽的义务	（1）方法：讲授法 （2）重点与难点：从业者享有的安全生产保障的权力与应尽的义务	1
			（2）安全的工作环境和操作要求	1）工作环境常见伤害及原因 2）工作环境中常见不安全因素 3）工作环境中不安全因素的处理 4）安全的操作方法	（1）方法：讲授法、案例教学法 （2）重点与难点：工作环境中不安全因素的处理	1
			（3）工伤知识	1）工伤的概念 2）工伤认定申请 3）工伤的鉴定 4）工伤赔偿标准	（1）方法：讲授法 （2）重点与难点：工伤认定申请	1
6. 相关法律、法规知识	6-1 法律知识	（1）《中华人民共和国食品安全法》相关知识 （2）《中华人民共和国劳动法》相关知识 （3）《中华人民共和国消费者权益保护法》相关知识 （4）《中华人民共和国环境保护法》相关知识	法律知识	1）《中华人民共和国食品安全法》相关知识 2）《中华人民共和国劳动法》相关知识 3）《中华人民共和国消费者权益保护法》相关知识 4）《中华人民共和国环境保护法》相关知识	（1）方法：讲授法、案例教学法	3

续表

2.1.1 职业基本素质培训要求			2.2.1 职业基本素质培训课程规范			
职业基本素质模块（模块）	培训内容（课程）	培训细目	学习单元	课程内容	培训建议	课堂学时
6.相关法律、法规知识	6-1 法律知识	（5）《中华人民共和国野生动物保护法》相关知识 （6）《中华人民共和国反食品浪费法》相关知识	法律知识	5）《中华人民共和国野生动物保护法》相关知识 6）《中华人民共和国反食品浪费法》相关知识	（2）重点与难点：《中华人民共和国劳动法》相关知识	
	6-2 法规知识	《餐饮服务食品安全操作规范》相关知识	法规知识	《餐饮服务食品安全操作规范》相关知识	（1）方法：讲授法、案例教学法 （2）重点与难点：《餐饮服务食品安全操作规范》相关知识	1
课堂学时合计						56

附录 2　四级／中级职业技能培训要求与课程规范对照表

2.1.2 四级／中级职业技能培训要求				2.2.2 四级／中级职业技能培训课程规范			
职业功能模块（模块）	培训内容（课程）	技能目标	培训细目	学习单元	课程内容	培训建议	课堂学时
1.信息收集	1-1 食材的调查	1-1-1 能对人群的膳食结构进行调查	调查就餐人群的膳食结构	（1）就餐人群膳食结构调查	1）食物分析 2）食物归类 3）食物摄入量计算 4）建议食物量的比较分析 5）基于平衡膳食宝塔的评价	（1）方法：讲授法 （2）重点与难点：食物结构调查	2
		1-1-2 能对食材的营养特点进行说明	（1）分析与说明粮谷类食材的营养成分与营养价值	（2）各类食材的营养特点分析	1）粮谷类食材的营养成分与营养价值 ①粮谷类食材的主要营养成分 ②粮谷类食材结构与营养分布 ③粮谷类食材的合理利用 ④常见粮谷类食材的营养价值	（1）方法：讲授法、讨论法	6

续表

2.1.2 四级/中级职业技能培训要求				2.2.2 四级/中级职业技能培训课程规范			
职业功能模块（模块）	培训内容（课程）	技能目标	培训细目	学习单元	课程内容	培训建议	课堂学时
1. 信息收集	1-1 食材的调查	1-1-2 能对食材的营养特点进行说明	(2) 分析与说明果蔬类食材的营养成分与营养价值 (3) 分析与说明肉蛋奶类食材的营养成分与营养价值 (4) 分析与说明水产类食材的营养成分与营养价值 (5) 分析与说明调味品的营养成分与营养价值	(2) 各类食材的营养特点分析	2) 果蔬类食材的营养成分与营养价值 ①果蔬类食材的主要营养成分 ②果蔬类食材结构与营养分布 ③果蔬类食材的合理利用 ④常见果蔬类食材的营养价值	(2) 重点：各类食材的主要营养成分 (3) 难点：各类食材的突出营养价值	
					3) 肉蛋奶类食材的营养成分与营养价值 ①肉蛋奶类食材及其制品的营养成分 ②肉蛋奶类食材的合理利用 ③常见肉蛋奶类食材的营养价值		
					4) 水产类食材的营养成分与营养价值 ①水产类食材及其制品的营养成分 ②水产类食材的合理利用 ③常见水产类食材的营养价值		
					5) 调味品的营养成分与营养价值 ①调味品的分类 ②调味品的营养成分及其特点 ③调味品的合理利用		
	1-2 餐饮特点的调查	1-2-1 能对所在地域的饮食风味特点和习俗进行调查	(1) 应用访谈法进行调查	(1) 不同地域饮食风味特点和习俗调查	1) 访谈法 ①访谈前准备 ②访谈提纲设计	(1) 方法：讲授法、讨论法	4
					2) 问卷调查法 ①样本抽样 ②问卷设计 ③问卷统计		

四级／中级职业技能培训要求与课程规范对照表

续表

2.1.2 四级／中级职业技能培训要求				2.2.2 四级／中级职业技能培训课程规范			
职业功能模块（模块）	培训内容（课程）	技能目标	培训细目	学习单元	课程内容	培训建议	课堂学时
1. 信息收集	1-2 餐饮特点的调查	1-2-1 能对所在地域的饮食风味特点和习俗进行调查	（2）应用问卷调查法进行调查 （3）对不同地域饮食风味特点与习俗进行调查	（1）不同地域饮食风味特点和习俗调查	3）不同地域饮食风味特点与习俗 ①东北地区饮食风味特点与习俗 ②中北地区饮食风味特点与习俗 ③西北地区饮食风味特点与习俗 ④黄河中游地区饮食风味特点与习俗 ⑤京津地区饮食风味特点与习俗 ⑥黄河下游地区饮食风味特点与习俗 ⑦长江中游地区饮食风味特点与习俗 ⑧长江下游地区饮食风味特点与习俗 ⑨西南地区饮食风味特点与习俗 ⑩东南地区饮食风味特点与习俗 ⑪青藏高原地区饮食风味特点与习俗	（2）重点：区域饮食风味特点与习俗、访谈法、问卷调查法 （3）难点：问卷设计	
		1-2-2 能运用相关设备和试剂对菜肴口味进行量化分析	使用盐度试纸	（2）菜肴口味量化分析	菜肴咸度测量	（1）方法：讲授法、讨论法 （2）重点与难点：菜肴咸度测量	2
2. 营养计算	2-1 食材营养素的计算	2-1-1 能计算各种食材可食部及其营养价值	（1）使用食物成分表 （2）计算食材所含营养素	食材所含营养素的计算	1）食物成分表解读 ①食物成分表概述 ②食物分类与编码 ③食物的可食部	（1）方法：讲授法、案例教学法 （2）重点与难点：食材所含营养素量的计算	2
		2-1-2 能运用食物成分表分析菜肴营养价值			2）查表计算食材所含营养素的量		
	2-2 食材能量的计算	2-2-1 能计算各类食材的能量	（1）核定三大产能营养素的量 （2）计算食材所含总能量	食材所含能量的计算	1）能量及主要产能营养素 ①能量 ②产能营养素与能量系数	（1）方法：讲授法、案例教学法 （2）重点与难点：能量的计算	2
		2-2-2 能根据能量需要选择食物			2）能量食物来源		

续表

2.1.2 四级/中级职业技能培训要求					2.2.2 四级/中级职业技能培训课程规范			
职业功能模块（模块）	培训内容（课程）	技能目标	培训细目	学习单元	课程内容	培训建议	课堂学时
3.营养食谱设计	3-1 主副食品种设计	3-1-1 能根据成年人的营养需求设计主食品种	(1) 了解成年人的生理特点 (2) 了解成年人的营养需求 (3) 为成年人设计主食品种	成年人的主副食品种设计	1) 成年人的生理特点 2) 成年人的营养需求 ①能量 ②蛋白质 ③脂类 ④碳水化合物 ⑤无机盐与微量元素 ⑥维生素 ⑦膳食纤维和水	(1) 方法：讲授法、案例教学法 (2) 重点与难点：成年人的主副食品种设计方法	4
^	^	3-1-2 能根据成年人的营养需求设计副食品种	(1) 为成年人设计副食品种 (2) 进行食品营养评价与调整	^	3) 成年人的主副食品种设计方法 4) 食品营养评价与调整	^	^
^	3-2 基础营养食谱的编制与总结	3-2-1 能根据就餐对象需求编制不带量营养食谱	(1) 确定基础营养食谱的格式 (2) 确定营养食谱编制原则 (3) 编制不带量营养食谱	(1) 基础营养食谱的编制	1) 食谱的标示方法与格式 2) 一餐食谱编制 3) 一日食谱编制 4) 一周食谱编制	(1) 方法：讲授法、案例教学法、实训（练习）法 (2) 重点与难点：不带量食谱编制	6
^	^	3-2-2 能根据就餐对象需求进行食谱调整与总结	(1) 确定食谱调整原则 (2) 食谱归档 (3) 膳后食谱调查与总结	(2) 食谱调整与膳后总结	1) 食谱调整的原则 2) 食谱的保存与归档 3) 食谱意见收集与总结	(1) 方法：讲授法、案例教学法、实训（练习）法 (2) 重点与难点：食谱的调整	2
4.营养餐制作	4-1 成年人营养主食制作	能进行主食品种制作	(1) 设计与制作粥品类主食	(1) 粥品类主食设计与制作	1) 粥的选材 2) 粥的熬制技巧 3) 营养粥的制作举例	(1) 方法：演示法、实训（练习）法 (2) 重点与难点：营养粥的制作	2

续表

2.1.2 四级／中级职业技能培训要求					2.2.2 四级／中级职业技能培训课程规范			
职业功能模块（模块）	培训内容（课程）	技能目标	培训细目	学习单元	课程内容	培训建议	课堂学时
4. 营养餐制作	4-1 成年人营养主食制作	能进行主食品种制作	（2）设计与制作米饭类主食（3）搭配与调制馅心（4）掌握面点成型技巧（5）设计与制作水调面团类和发酵面团类主食	（2）米饭类主食设计与制作	1）米饭的制作过程 2）营养米饭举例 ①二米饭 ②南瓜饭 ③黑木耳饭 ④芋头饭 ⑤淮山药饭 ⑥海鲜饭	（1）方法：演示法、实训（练习）法 （2）重点与难点：营养米饭的制作	2
				（3）馅心的搭配与调制	1）面点馅心的制作 2）常见馅心举例 ①鲜肉馅 ②青菜香菇馅 ③豆沙馅	（1）方法：演示法、实训（练习）法 （2）重点与难点：常见馅心的制作	2
				（4）面点成型技巧	1）揉 2）擀 3）卷 4）叠 5）摊 6）包 7）捏 8）剪 9）夹 10）按 11）抻 12）切 13）削 14）拨	（1）方法：演示法、实训（练习）法 （2）重点与难点：各种面点成型手法	2
				（5）水调面团类和发酵面团类主食的设计与制作	1）水调面团类主食举例 ①月牙蒸饺 ②葱油火烧 2）发酵面团类主食举例 ①肉包子 ②萝卜丝包子 ③荷叶夹子 ④葱油花卷	（1）方法：演示法、实训（练习）法 （2）重点与难点：水调面团类和发酵面团类主食的制作	2

续表

2.1.2 四级/中级职业技能培训要求				2.2.2 四级/中级职业技能培训课程规范			
职业功能模块（模块）	培训内容（课程）	技能目标	培训细目	学习单元	课程内容	培训建议	课堂学时
4.营养餐制作	4-2 成年人营养副食制作	能进行副食品种制作及低盐少油的营养菜品制作	（1）进行营养副食设计 （2）制作炖制工艺类菜肴	（1）营养副食设计	1）营养元素的食物来源 ①能量来源 ②蛋白质来源 ③脂类来源 ④碳水化合物来源 ⑤维生素来源 ⑥无机盐来源 2）菜点的营养设计原则 ①掌握主要烹饪原料的营养价值特点 ②重视具有特殊营养价值和生物活性功能的原料选择 ③根据进餐者营养需要选择原料 ④为满足进餐者的口感要求、饮食习俗和经济状况等选择原料 ⑤菜点原料搭配多样化 3）菜点的营养设计方法 ①主料选择 ②辅料选择 ③调料选择	（1）方法：讲授法、案例教学法 （2）重点与难点：菜点的营养设计	2
				（2）炖制工艺类菜肴的制作	1）水传热的特点 2）炖的概念 3）炖制菜肴的特点 4）炖制菜肴食材的选择 5）炖制菜肴的烹调流程 6）炖制菜肴制作注意事项	（1）方法：演示法、实训（练习）法 （2）重点与难点：炖制工艺类菜肴的制作	1

续表

2.1.2 四级/中级职业技能培训要求					2.2.2 四级/中级职业技能培训课程规范			
职业功能模块（模块）	培训内容（课程）	技能目标	培训细目	学习单元	课程内容	培训建议	课堂学时
4.营养餐制作	4-2 成年人营养副食制作	能进行副食品种制作及低盐少油的营养菜品制作	（3）制作煮制工艺类菜肴 （4）制作烧制工艺类菜肴 （5）制作蒸制工艺类菜肴 （6）制作炒制工艺类菜肴	（3）煮制工艺类菜肴的制作	1）煮的概念 2）煮制菜肴的特点 3）煮制菜肴食材的选择 4）煮制菜肴的烹调流程 5）煮制菜肴制作注意事项	（1）方法：演示法、实训（练习）法 （2）重点与难点：煮制工艺类菜肴的制作	1
				（4）烧制工艺类菜肴的制作	1）油传热的特点 2）烧的概念及分类 ①红烧 ②白烧 ③干烧	（1）方法：演示法、实训（练习）法 （2）重点与难点：烧制工艺类菜肴的制作	1
				（5）蒸制工艺类菜肴的制作	1）蒸汽传热的特点 2）蒸的概念与分类 ①弱气加热 ②中气加热 ③强气加热 3）蒸的运用技法	（1）方法：演示法、实训（练习）法 （2）重点与难点：蒸制工艺类菜肴的制作	1
				（6）炒制工艺类菜肴的制作	1）炒的概念 2）炒制菜肴食材的选择 3）炒制菜肴的烹调流程 4）炒制菜肴的分类 ①滑炒 ②爆炒 ③煸炒 ④软炒 ⑤生炒 ⑥熟炒	（1）方法：演示法、实训（练习）法 （2）重点与难点：炒制工艺类菜肴的制作	1

续表

2.1.2 四级/中级职业技能培训要求				2.2.2 四级/中级职业技能培训课程规范			
职业功能模块（模块）	培训内容（课程）	技能目标	培训细目	学习单元	课程内容	培训建议	课堂学时
4.营养餐制作	4-2 成年人营养副食制作	能进行副食品种制作及低盐少油的营养菜品制作	（7）制作烤制工艺类菜肴	（7）烤制工艺类菜肴的制作	1）烤的概念 2）烤制菜肴食材的选择 3）烤制技法的分类 4）烤制菜肴的烹调流程 5）微波加热烤制 6）烤制菜肴的注意事项	（1）方法：演示法、实训（练习）法 （2）重点与难点：烤制工艺类菜肴的制作	1
	4-3 成年人营养套餐制作	4-3-1 能进行重体力劳动者的营养套餐制作	为重体力劳动者制作营养套餐	成年人营养套餐制作	1）营养套餐的设计原则	（1）方法：讲授法、案例教学法 （2）重点与难点：不同劳动强度消耗者营养套餐的设计	2
		4-3-2 能进行中体力劳动者的营养套餐制作	为中体力劳动者制作营养套餐		2）营养套餐的设计方法		
		4-3-3 能进行轻体力劳动者的营养套餐制作	为轻体力劳动者制作营养套餐		3）不同劳动强度消耗者营养套餐的设计		
5.营养宣教	5-1 国民健康素养的宣教	5-1-1 能宣教合理膳食	进行合理膳食宣教	（1）合理膳食宣教	1）宣教准备 2）宣教过程	（1）方法：讲授法 （2）重点与难点：合理膳食宣教	0.5
		5-1-2 能宣教适量运动	进行适量运动宣教	（2）适量运动宣教	1）宣教准备 2）宣教过程 ①调查运动习惯 ②估计能量需要量和运动水平	（1）方法：讲授法 （2）重点与难点：适量运动宣教	0.5
		5-1-3 能宣教戒烟限酒	进行戒烟限酒宣教	（3）戒烟限酒宣教	1）宣教准备 2）宣教过程	（1）方法：讲授法 （2）重点与难点：戒烟限酒宣教	0.5
		5-1-4 能宣教心理平衡	进行心理平衡宣教	（4）心理平衡宣教	1）宣教准备 2）宣教过程	（1）方法：讲授法 （2）重点与难点：心理平衡宣教	0.5

续表

2.1.2 四级/中级职业技能培训要求				2.2.2 四级/中级职业技能培训课程规范			
职业功能模块（模块）	培训内容（课程）	技能目标	培训细目	学习单元	课程内容	培训建议	课堂学时
5.营养宣教	5-2 预包装食品营养标签的宣教	5-2-1 能解读预包装食品的营养标签	解读预包装食品的营养标签	解读预包装食品的营养标签	1）营养成分表中的营养成分标示 2）营养声称的方法 ①含量声称 ②比较声称 3）营养成分功能声称的方法	(1) 方法：讲授法、案例教学法 (2) 重点与难点：营养声称的方法	2
		5-2-2 能评价预包装食品的营养价值	评价预包装食品的营养价值		4）食品营养标签的格式		
课堂学时合计							54

附录3　三级/高级职业技能培训要求与课程规范对照表

2.1.3 三级/高级职业技能培训要求				2.2.3 三级/高级职业技能培训课程规范			
职业功能模块（模块）	培训内容（课程）	技能目标	培训细目	学习单元	课程内容	培训建议	课堂学时
1.信息收集	1-1 用餐对象的调查	1-1-1 能对集体用餐人员的营养需求进行调查	(1) 能利用不同方法调查集体用餐人员的营养需求 (2) 能利用主要手段调查集体用餐人员的营养需求	(1) 集体用餐人员营养需求的调查	1）调查集体用餐人员营养需求的方法 ①访谈法 ②问卷调查法 2）调查集体用餐人员营养需求的主要手段 ①看 ②问 ③听 ④记 3）集体用餐人员营养需求情况调查的步骤 ①确定调查内容 ②选择适宜的调查对象 ③确定调查方法 ④总结调查结果	(1) 方法：讲授法、案例教学法	2

附录

续表

2.1.3 三级/高级职业技能培训要求				2.2.3 三级/高级职业技能培训课程规范			
职业功能模块（模块）	培训内容（课程）	技能目标	培训细目	学习单元	课程内容	培训建议	课堂学时
1．信息收集	1-1 用餐对象的调查	1-1-1 能对集体用餐人员的营养需求进行调查	（3）能按照步骤来调查集体用餐人员的营养需求	（1）集体用餐人员营养需求的调查	4）集体用餐人员营养需求调查案例 ①普通家庭营养需求调查 ②中小学生营养需求调查 ③大学生营养需求调查	（2）重点与难点：集体用餐人员营养需求调查方法及应用	2
		1-1-2 能对集体用餐人员的膳食结构进行调查	（1）了解我国居民传统膳食结构 （2）了解我国居民膳食结构存在现状与存在问题 （3）能进行集体用餐人员膳食结构调查	（2）集体用餐人员膳食结构的调查	1）我国居民传统膳食结构 ①高碳水化合物 ②高膳食纤维 ③低动物脂肪 2）我国居民膳食结构存在现状与存在问题 3）集体用餐人员膳食结构调查案例 ①调查对象 ②调查方法 ③结果与分析 ④结论	（1）方法：讲授法、案例教学法 （2）重点与难点：集体用餐人员膳食结构调查	
	1-2 食材的调查	1-2-1 能为不同档次的宴会选择食材	（1）根据宴会的种类、特点对宴会进行分类	（1）宴会食材的选择	1）宴会的种类及特点 ①宴会的种类 ②宴会的特点 2）食材库存的调查方法 ①查看库存表 ②咨询库房管理员 ③进库查看 3）调查食材时价的方法 ①查看供应商报价单 ②检查实物 ③考查食材 4）不同类型非常用食材的相关知识 ①果蔬类营养特点 ②畜禽肉类及其制品营养特点	（1）方法：讲授法	4

续表

2.1.3 三级/高级职业技能培训要求 / 2.2.3 三级/高级职业技能培训课程规范

职业功能模块（模块）	培训内容（课程）	技能目标	培训细目	学习单元	课程内容	培训建议	课堂学时
1. 信息收集	1-2 食材的调查	1-2-1 能为不同档次的宴会选择食材	(2) 能制作食材库存表、报价单及进货表 (3) 掌握非常用食材的相关知识	(1) 宴会食材的选择	③水产品营养特点 ④蛋类及其制品营养特点 ⑤乳类及其制品营养特点 ⑥谷类制品营养特点 ⑦豆类及其制品营养特点	(2) 重点与难点：非常用食材的相关知识	
		1-2-2 能对食材进行检验	(1) 熟悉非常用食材应用方法 (2) 熟悉食材的感官质量检测要求 (3) 利用人体感官对食材品质进行检测 (4) 掌握食材快速检测方法 (5) 掌握食材正确的储存方法	(2) 宴会食材的检验及保存	1) 影响食材品质的因素 2) 不同类型食材的感官质量检测 ①果蔬类感官质量检测 ②畜禽肉类及其制品感官质量检测 ③水产品感官质量检测 ④蛋类及其制品感官质量检测 ⑤乳类及其制品感官质量检测 3) 不同类型食材检验的常用方法 ①视觉检验 ②嗅觉检验 ③味觉检验 ④触觉检验 ⑤询问检验 ⑥对比检验 ⑦快速检测 4) 影响食材储存保管的因素 5) 食材保管的常用方法 ①脱水保管 ②密封保管 ③低温保管 ④使用除氧剂密闭保管	(1) 方法：讲授法 (2) 重点：不同类型食材的感官质量检测 (3) 难点：畜禽肉类及其制品感官质量鉴定	3

续表

2.1.3 三级/高级职业技能培训要求				2.2.3 三级/高级职业技能培训课程规范			
职业功能模块（模块）	培训内容（课程）	技能目标	培训细目	学习单元	课程内容	培训建议	课堂学时
1. 信息收集	1-3 餐饮场所营养环境的调查与建设	1-3-1 能对餐饮场所健康食材的供应情况进行调查	（1）熟悉餐饮场所的分类（2）熟悉中餐的分类（3）熟悉西餐的分类（4）能调查餐饮场所健康食材供应情况	（1）餐饮场所健康食材供应情况的调查	1）餐饮场所的分类 2）中西餐的分类 ①中餐的分类 ②西餐的分类 3）餐饮场所健康食材供应情况的调查方法及案例	（1）方法：讲授法、案例教学法（2）重点与难点：餐饮场所健康食材供应情况的调查方法	2
		1-3-2 能对餐饮场所促进健康膳食的举措进行调查与设计	（1）能评价餐饮场所健康食材供应情况的调查结果（2）熟悉提升餐饮场所营养环境的方法	（2）餐饮场所促进健康膳食的举措调查	1）餐饮场所健康食材供应情况的调查结果评价 2）提升餐饮场所营养环境的方法 ①点餐、用餐营养服务 ②餐饮营养环境的展示与布置	（1）方法：讲授法（2）重点与难点：提升餐饮场所营养环境的方法	2
2. 营养计算	2-1 标准人能量及营养素需要量的计算	2-1-1 能计算一人一天能量的需要量	能进行能量需要量的计算	（1）一人一天能量需要量的计算	能量需要量的计算方法	（1）方法：讲授法、案例教学法（2）重点与难点：一人一天能量需要量的计算	2
		2-1-2 能计算一人一天营养素的需要量	能进行营养素需要量的计算	（2）一人一天营养素需要量的计算	营养素需要量的计算方法	（1）方法：讲授法、案例教学法（2）重点与难点：一人一天营养素需要量的计算	2
	2-2 宴会和团体餐能量及营养素需要量的计算	2-2-1 能计算宴会的能量及营养素需要量	（1）熟悉宴会能量及营养素比例特点（2）计算宴会能量、营养素需要量	（1）宴会的能量及营养素需要量的计算	1）常见宴会的分类及营养特点 ①便宴 ②家庭宴会 ③婚宴 ④高档宴会 2）宴会能量及营养素需要量计算 ①宴会能量计算 ②宴会营养素计算	（1）方法：讲授法、案例教学法（2）重点与难点：宴会能量及营养素需要量的计算	3

续表

2.1.3 三级/高级职业技能培训要求				2.2.3 三级/高级职业技能培训课程规范			
职业功能模块（模块）	培训内容（课程）	技能目标	培训细目	学习单元	课程内容	培训建议	课堂学时
2. 营养计算	2-2 宴会和团体餐能量及营养素需要量的计算	2-2-2 能计算团体餐的能量及营养素需要量	(1) 熟悉团体餐的分类及特点 (2) 熟悉团体餐营养素比例特点 (3) 计算团体餐能量及营养素需要量	(2) 团体餐的能量及营养素需要量的计算	1) 团体餐的分类 2) 团体餐的营养特点 3) 团体餐能量及营养素需要量的计算 ①团体餐能量计算 ②团体餐营养素计算	(1) 方法：讲授法、案例教学法 (2) 重点与难点：团体餐能量及营养素需要量的计算	3
	2-3 不同生理阶段人群能量及营养素需要量的计算	2-3-1 能计算孕妇的能量及营养素需要量	计算孕妇能量及营养素需要量	(1) 孕妇能量及营养素需要量的计算	孕妇能量及营养素需要量的计算	(1) 方法：讲授法、案例教学法 (2) 重点与难点：孕妇能量及营养素需要量的计算	2
		2-3-2 能计算乳母的能量及营养素需要量	计算乳母能量及营养素需要量	(2) 乳母能量及营养素需要量的计算	乳母能量及营养素需要量的计算	(1) 方法：讲授法、案例教学法 (2) 重点与难点：乳母能量及营养素需要量的计算	2
		2-3-3 能计算学龄前儿童的能量及营养素需要量	计算学龄前儿童能量及营养素需要量	(3) 学龄前儿童能量及营养素需要量的计算	学龄前儿童能量及营养素需要量的计算	(1) 方法：讲授法、案例教学法 (2) 重点与难点：学龄前儿童能量及营养素需要量的计算	2
		2-3-4 能计算青少年的能量及营养素需要量	计算青少年能量及营养素需要量	(4) 青少年能量及营养素需要量的计算	青少年能量及营养素需要量的计算	(1) 方法：讲授法、案例教学法 (2) 重点与难点：青少年能量及营养素需要量的计算	2
		2-3-5 能计算老年人的能量及营养素需要量	计算老年人能量及营养素需要量	(5) 老年人能量及营养素需要量的计算	老年人能量及营养素需要量的计算	(1) 方法：讲授法、案例教学法 (2) 重点与难点：老年人能量及营养素需要量的计算	2

续表

2.1.3 三级/高级职业技能培训要求				2.2.3 三级/高级职业技能培训课程规范			
职业功能模块（模块）	培训内容（课程）	技能目标	培训细目	学习单元	课程内容	培训建议	课堂学时
2. 营养计算	2-4 不同环境作业人群能量及营养素需要量计算	2-4-1 能计算高温环境下人群的能量及营养素需要量	(1) 了解高温环境的特点 (2) 了解高温环境下人群的营养需求 (3) 能进行高温环境下人群能量及营养素需要量计算	(1) 高温环境下人群能量及营养素需要量的计算	1) 高温环境的特点 2) 高温环境下人群的营养需求 ①能量和蛋白质 ②水和无机盐 ③维生素 3) 高温环境下人群能量及营养素需要量计算方法	(1) 方法：讲授法、案例教学法 (2) 重点与难点：高温环境下人群能量及营养素需要量计算	2
		2-4-2 能计算低温环境下人群的能量及营养素需要量	(1) 了解低温环境的特点 (2) 了解低温环境下人群的营养需求 (3) 能进行低温环境下人群能量及营养素需要量计算	(2) 低温环境下人群能量及营养素需要量的计算	1) 低温环境的特点 2) 低温环境下人群的营养需求 ①能量和产热营养素 ②维生素 ③无机盐 3) 低温环境下人群能量及营养素需要量计算方法	(1) 方法：讲授法、案例教学法 (2) 重点与难点：低温环境下人群能量及营养素需要量计算	2
3. 营养食谱设计	3-1 主食品种设计	3-1-1 能根据宴会、团体餐能量需要设计带量主食 3-1-2 能根据不同人群的能量需要设计带量主食	(1) 熟悉营养食谱的定义 (2) 熟悉营养食谱的组成与分类 (3) 掌握营养食谱的格式 (4) 熟悉营养食谱设计原则 (5) 掌握营养食谱设计方法	宴会、团体餐主食品种设计	1) 营养食谱的定义 2) 营养食谱的组成与分类 3) 营养食谱的格式 4) 营养食谱设计原则 ①确定目标人群 ②合理选择食物 ③计划性设计营养食谱 ④完善营养食谱 5) 营养食谱的设计方法	(1) 方法：讲授法、案例教学法、实训（练习）法	4

续表

2.1.3 三级/高级职业技能培训要求					2.2.3 三级/高级职业技能培训课程规范			
职业功能模块（模块）	培训内容（课程）	技能目标	培训细目	学习单元	课程内容	培训建议	课堂学时
3. 营养食谱设计	3-1 主食品种设计	3-1-2 能根据不同人群的能量需要设计带量主食	（6）熟悉宴会、团体餐主食的设计特点 （7）应用计算法进行宴会、团体餐带量主食设计	宴会、团体餐主食品种设计	6) 宴会、团体餐主食的设计特点 ①宴会主食的设计特点 ②团体餐主食的设计特点	（2）重点与难点：宴会、团体餐带量主食设计	
					7) 计算法在宴会、团体餐带量主食设计中的应用 ①计算法在宴会带量主食设计中的应用 ②计算法在团体餐带量主食设计中的应用		
	3-2 菜肴品种设计	3-2-1 能根据宴会、团体餐能量需要设计带量菜肴 3-2-2 能根据不同人群的能量需要设计带量菜肴	（1）熟悉宴会、团体餐菜肴的设计特点 （2）掌握宴会、团体餐菜肴设计的方法 （3）掌握宴会、团体餐菜肴设计的步骤 （4）能进行宴会、团体餐带量菜肴设计	宴会、团体餐菜肴品种设计	1) 宴会、团体餐菜肴的设计特点 ①宴会菜肴的设计特点 ②团体餐菜肴的设计特点	（1）方法：讲授法、案例教学法、实训（练习）法 （2）重点与难点：宴会、团体餐带量菜肴设计	4
					2) 宴会、团体餐菜肴的设计方法 ①配餐软件法 ②食物交换份法		
					3) 宴会、团体餐菜肴设计注意点及技巧 ①菜肴设计的注意点 ②菜肴设计的技巧		
					4) 宴会、团体餐带量菜肴设计实例 ①宴会带量菜肴设计实例 ②团体餐带量菜肴设计实例		

附录

续表

2.1.3 三级/高级职业技能培训要求				2.2.3 三级/高级职业技能培训课程规范			
职业功能模块（模块）	培训内容（课程）	技能目标	培训细目	学习单元	课程内容	培训建议	课堂学时
3. 营养食谱设计	3-3 食谱编制和分析	3-3-1 能根据用餐对象的需要设计带量食谱	（1）熟悉带量食谱的定义 （2）熟悉带量食谱编制的目的及原则 （3）掌握带量食谱设计的方法 （4）掌握带量食谱的制作步骤	（1）带量食谱的设计	1）带量食谱的定义 2）带量食谱编制的目的及原则 ①带量食谱编制的目的 ②带量食谱编制的原则 3）带量食谱设计的方法及步骤 ①食物交换份法 ②计算法 4）带量食谱设计实例	（1）方法：讲授法、案例教学法、实训（练习）法 （2）重点与难点：带量食谱的设计	2
		3-3-2 能根据要求对食谱进行指导和调整	掌握食谱的评价、调整与确定原则	（2）食谱的评价和调整	1）食谱综合评价的内容 ①食物的能量和营养素计算 ②食物种类和比例评价 ③产能营养素的供能比例 ④优质蛋白质占总蛋白质的比例 ⑤三餐能量分配比例 ⑥烹饪方法 2）食谱评价和调整实例	（1）方法：讲授法、案例教学法 （2）重点与难点：食谱的评价和调整	2
		3-3-3 能建立用餐档案	（1）收集分析膳后意见 （2）改进食谱 （3）食谱的计算机录入及保存 （4）食谱归档	（3）食谱的建档	1）膳后意见的收集及分析 ①直接访谈 ②建立收集意见的通路 ③查看用餐情况 ④共同研究食谱 ⑤召开研讨会 2）膳后食谱改进 3）食谱的计算机录入及保存 4）食谱归档	（1）方法：讲授法 （2）重点与难点：食谱归档	1

续表

2.1.3 三级/高级职业技能培训要求				2.2.3 三级/高级职业技能培训课程规范			
职业功能模块（模块）	培训内容（课程）	技能目标	培训细目	学习单元	课程内容	培训建议	课堂学时
4.营养餐制作	4-1 不同生理阶段人群营养餐的制作	4-1-1 能为孕妇制作营养餐	制作孕妇营养餐	（1）孕妇营养餐的制作	1）孕妇营养餐的设计原则 ①注意平衡膳食和合理营养 ②妊娠各期膳食应有侧重点 ③孕期饮食宜忌 2）孕妇营养餐烹饪方法	（1）方法：讲授法、实训（练习）法、案例教学法 （2）重点与难点：孕妇营养主食、营养菜肴的制作	2
		4-1-2 能为乳母制作营养餐	制作乳母营养餐	（2）乳母营养餐的制作	1）乳母营养餐的设计原则 ①增加鱼、禽、蛋、瘦肉及海产品摄入 ②适当增饮奶类，多喝汤水 ③产褥期食物多样，不过量 ④食物多样，三餐分配合理 ⑤少吃盐、盐渍食品、刺激大的食品、被污染的食品 2）乳母营养餐烹饪方法	（1）方法：讲授法、实训（练习）法、案例教学法 （2）重点与难点：乳母营养主食、营养菜肴的制作	2
		4-1-3 能为学龄前儿童制作营养餐	制作学龄前儿童营养餐	（3）学龄前儿童营养餐的制作	1）学龄前儿童营养餐的设计原则 ①食物多样化，谷物为主，适度增加薯类 ②适当多吃新鲜蔬果，保障营养素摄入充足 ③常吃鱼、禽、蛋、瘦肉 2）学龄前儿童营养餐烹饪方法	（1）方法：讲授法、实训（练习）法、案例教学法 （2）重点与难点：学龄前儿童营养主食、营养菜肴的制作	2
		4-1-4 能为青少年制作营养餐	制作青少年营养餐	（4）青少年营养餐的制作	1）青少年营养餐的设计原则 ①膳食组成合理，食物品种多样 ②良好的饮食习惯	（1）方法：讲授法、实训（练习）法、案例教学法	2

附录

续表

2.1.3 三级/高级职业技能培训要求				2.2.3 三级/高级职业技能培训课程规范			
职业功能模块（模块）	培训内容（课程）	技能目标	培训细目	学习单元	课程内容	培训建议	课堂学时
4.营养餐制作	4-1 不同生理阶段人群营养餐的制作	4-1-4 能为青少年制作营养餐	制作青少年营养餐	（4）青少年营养餐的制作	2）青少年膳食食材的选择 3）青少年营养餐烹饪方法	（2）重点与难点：青少年营养主食、营养菜肴的制作	
		4-1-5 能为老年人制作营养餐	制作老年人营养餐	（5）老年人营养餐的制作	1）老年人营养餐的设计原则 ①合理膳食组成，食物多样 ②良好的饮食习惯 2）老年人营养餐烹饪方法	（1）方法：讲授法、实训（练习）法、案例教学法 （2）重点与难点：老年人营养主食、营养菜肴的制作	2
	4-2 不同环境作业人群营养餐的制作	4-2-1 能为高温环境作业人群制作营养餐	制作高温环境作业人群营养餐	（1）高温环境作业人群营养餐的制作	1）高温环境作业人群营养餐的设计原则 ①合理补充水分 ②多吃蔬菜、水果 ③增加油脂蛋白质摄入 ④合理搭配班中餐 2）高温环境作业人群营养餐烹饪方法	（1）方法：讲授法、实训（练习）法、案例教学法 （2）重点与难点：高温环境作业人群营养主食、营养菜肴的制作	2
		4-2-2 能为低温环境作业人群制作营养餐	制作低温环境作业人群营养餐	（2）低温环境作业人群营养餐的制作	1）低温环境作业人群营养餐的设计原则 2）低温环境作业人群营养餐烹饪方法	（1）方法：讲授法、实训（练习）法、案例教学法 （2）重点与难点：低温环境作业人群营养主食、营养菜肴的制作	2
5.营养宣教	健康中国行动宣教	能宣教妇幼健康促进行动	宣教妇幼健康促进行动	健康中国行动宣教	1）妇幼健康促进行动	（1）方法：讲授法 （2）重点与难点：健康中国行动宣教	2
		能宣教中小学生健康促进行动	宣教中小学生健康促进行动		2）中小学生健康促进行动		
		能宣教老年人健康促进行动	宣教老年人健康促进行动		3）老年人健康促进行动		
		能宣教职业健康促进行动	宣教职业健康促进行动		4）职业健康促进行动		
		能宣教合理膳食行动	宣教合理膳食行动		5）合理膳食行动		
课堂学时合计							68

附录4 二级/技师职业技能培训要求与课程规范对照表

2.1.4 二级/技师职业技能培训要求				2.2.4 二级/技师职业技能培训课程规范			
职业功能模块（模块）	培训内容（课程）	技能目标	培训细目	学习单元	课程内容	培训建议	课堂学时
1.营养食谱设计	1-1 主食品种设计	1-1-1 能根据肥胖症、高脂血症和脂肪肝人群营养需求设计主食品种	（1）掌握肥胖症、高脂血症和脂肪肝的临床特点 （2）掌握肥胖症、高脂血症和脂肪肝的营养治疗与饮食原则 （3）为肥胖症、高脂血症和脂肪肝人群设计主食品种	（1）肥胖症、高脂血症和脂肪肝人群主食品种设计	1）肥胖症、高脂血症和脂肪肝的临床特点 ①肥胖症的临床特点 ②高脂血症的临床特点 ③脂肪肝的临床特点 2）肥胖症、高脂血症和脂肪肝的营养治疗与饮食原则 ①肥胖症的营养治疗与饮食原则 ②高脂血症的营养治疗与饮食原则 ③脂肪肝的营养治疗与饮食原则 3）肥胖症、高脂血症和脂肪肝人群主食品种设计 ①米食品种设计 ②面食品种设计 ③杂粮品种设计 ④其他主食品种设计	（1）方法：讲授法、讨论法、实训（练习）法、案例教学法 （2）重点：肥胖症、高脂血症和脂肪肝人群主食品种设计 （3）难点：肥胖症、高脂血症和脂肪肝的临床特点、营养治疗与饮食原则	2
		1-1-2 能根据高血压和冠心病人群营养需求设计主食品种	（1）掌握高血压和冠心病的临床特点 （2）掌握高血压和冠心病的营养治疗与饮食原则	（2）高血压和冠心病人群主食品种设计	1）高血压和冠心病的临床特点 ①高血压的临床特点 ②冠心病的临床特点 2）高血压和冠心病的营养治疗与饮食原则 ①高血压的营养治疗与饮食原则 ②冠心病的营养治疗与饮食原则	（1）方法：讲授法、讨论法、实训（练习）法、案例教学法 （2）重点：高血压和冠心病人群主食品种设计	2

续表

2.1.4 二级/技师职业技能培训要求				2.2.4 二级/技师职业技能培训课程规范			
职业功能模块（模块）	培训内容（课程）	技能目标	培训细目	学习单元	课程内容	培训建议	课堂学时
1. 营养食谱设计	1-1 主食品种设计	1-1-2 能根据高血压和冠心病人群营养需求设计主食品种	（3）为高血压和冠心病人群设计主食品种	（2）高血压和冠心病人群主食品种设计	3）高血压和冠心病人群主食品种设计 ①米食品种设计 ②面食品种设计 ③杂粮品种设计 ④其他主食品种设计	（3）难点：高血压和冠心病的临床特点、营养治疗与饮食原则	
		1-1-3 能根据糖尿病和痛风人群营养需求设计主食品种	（1）掌握糖尿病和痛风的临床特点 （2）掌握糖尿病和痛风的营养治疗与饮食原则 （3）为糖尿病和痛风人群设计主食品种	（3）糖尿病和痛风人群主食品种设计	1）糖尿病和痛风的临床特点 ①糖尿病的临床特点 ②痛风的临床特点 2）糖尿病和痛风的营养治疗与饮食原则 ①糖尿病的营养治疗与饮食原则 ②痛风的营养治疗与饮食原则 3）糖尿病和痛风人群主食品种设计 ①米食品种设计 ②面食品种设计 ③杂粮品种设计 ④其他主食品种设计	（1）方法：讲授法、讨论法、实训（练习）法、案例教学法 （2）重点：糖尿病和痛风人群主食品种设计 （3）难点：糖尿病和痛风的临床特点、营养治疗与饮食原则	2
		1-1-4 能根据骨质疏松症人群营养需求设计主食品种	（1）掌握骨质疏松症的临床特点 （2）掌握骨质疏松症的营养治疗与饮食原则 （3）为骨质疏松症人群设计主食品种	（4）骨质疏松症人群主食品种设计	1）骨质疏松症的临床特点 2）骨质疏松症的营养治疗与饮食原则 3）骨质疏松症人群主食品种设计 ①米食品种设计 ②面食品种设计 ③杂粮品种设计 ④其他主食品种设计	（1）方法：讲授法、讨论法、实训（练习）法、案例教学法 （2）重点：骨质疏松症人群主食品种设计 （3）难点：骨质疏松症的临床特点、营养治疗与饮食原则	2

续表

2.1.4 二级/技师职业技能培训要求				2.2.4 二级/技师职业技能培训课程规范			
职业功能模块（模块）	培训内容（课程）	技能目标	培训细目	学习单元	课程内容	培训建议	课堂学时
1.营养食谱设计	1-2 菜肴品种设计	1-2-1 能根据肥胖症、高脂血症和脂肪肝人群营养需求设计菜肴品种	(1) 为肥胖症、高脂血症和脂肪肝人群设计菜肴品种 (2) 设计低能量菜肴 (3) 设计低脂菜肴	(1) 肥胖症、高脂血症和脂肪肝人群菜肴品种设计	1) 肥胖症、高脂血症和脂肪肝人群菜肴品种设计 ①荤菜设计 ②素菜设计 ③汤菜设计 ④其他菜肴品种设计 2) 低能量菜肴设计 3) 低脂菜肴设计	(1) 方法：讲授法、讨论法、实训（练习）法、案例教学法 (2) 重点与难点：肥胖症、高脂血症和脂肪肝人群菜肴品种设计	2
		1-2-2 能根据高血压和冠心病人群营养需求设计菜肴品种	(1) 为高血压和冠心病人群设计菜肴品种 (2) 设计低脂低胆固醇菜肴 (3) 设计低钠菜肴	(2) 高血压和冠心病人群菜肴品种设计	1) 高血压和冠心病人群菜肴品种设计 ①荤菜设计 ②素菜设计 ③汤菜设计 ④其他菜肴品种设计 2) 低脂低胆固醇菜肴设计 3) 低钠菜肴设计	(1) 方法：讲授法、讨论法、实训（练习）法、案例教学法 (2) 重点与难点：高血压和冠心病人群菜肴品种设计	2
		1-2-3 能根据糖尿病和痛风人群营养需求设计菜肴品种	(1) 为糖尿病和痛风人群设计菜肴品种 (2) 设计低糖菜肴 (3) 设计低嘌呤菜肴	(3) 糖尿病和痛风人群菜肴品种设计	1) 糖尿病和痛风人群菜肴品种设计 ①荤菜设计 ②素菜设计 ③汤菜设计 ④其他菜肴品种设计 2) 低糖菜肴设计 3) 低嘌呤菜肴设计	(1) 方法：讲授法、讨论法、实训（练习）法、案例教学法 (2) 重点与难点：糖尿病和痛风人群菜肴品种设计	2
		1-2-4 能根据骨质疏松症人群营养需求设计菜肴品种	(1) 为骨质疏松症人群设计菜肴品种 (2) 设计高钙菜肴	(4) 骨质疏松症人群菜肴品种设计	1) 骨质疏松症人群菜肴品种设计 ①荤菜设计 ②素菜设计 ③汤菜设计 ④其他菜肴品种设计 2) 高钙菜肴设计	(1) 方法：讲授法、讨论法、实训（练习）法、案例教学法 (2) 重点与难点：骨质疏松症人群菜肴品种设计	2

附录

续表

2.1.4 二级/技师职业技能培训要求					2.2.4 二级/技师职业技能培训课程规范			
职业功能模块（模块）	培训内容（课程）	技能目标	培训细目	学习单元	课程内容	培训建议	课堂学时
1. 营养食谱设计	1-3 食谱编制	1-3-1 能根据肥胖症、高脂血症和脂肪肝人群营养需求设计带量食谱	（1）掌握肥胖症、高脂血症和脂肪肝人群的膳食营养需求（2）掌握肥胖症、高脂血症和脂肪肝人群食谱编制的原则（3）为肥胖症、高脂血症和脂肪肝人群设计带量食谱	（1）肥胖症、高脂血症和脂肪肝人群带量食谱设计	1）肥胖症、高脂血症和脂肪肝人群的膳食营养需求 ①能量需求 ②营养素需求 2）肥胖症、高脂血症和脂肪肝人群食谱编制的原则 ①肥胖症人群食谱编制的原则 ②高脂血症人群食谱编制的原则 ③脂肪肝人群食谱编制的原则 3）肥胖症、高脂血症和脂肪肝人群带量食谱设计 ①确定就餐者能量及营养素的推荐摄入量 ②确定食物的品种和供给量 ③食谱的评价与调整 ④食谱的改进与存档	（1）方法：讲授法、讨论法、实训（练习）法、案例教学法（2）重点：肥胖症、高脂血症和脂肪肝人群带量食谱设计（3）难点：肥胖症、高脂血症和脂肪肝人群的膳食营养需求和食谱编制原则	4
		1-3-2 能根据高血压和冠心病人群营养需求设计带量食谱	（1）掌握高血压和冠心病人群的膳食营养需求（2）掌握高血压和冠心病人群食谱编制的原则（3）为高血压和冠心病人群设计带量食谱	（2）高血压和冠心病人群带量食谱设计	1）高血压和冠心病人群的膳食营养需求 ①能量需求 ②营养素需求 2）高血压和冠心病人群食谱编制的原则 ①高血压人群食谱编制的原则 ②冠心病人群食谱编制的原则 3）高血压和冠心病人群带量食谱设计	（1）方法：讲授法、讨论法、实训（练习）法、案例教学法（2）重点：高血压和冠心病人群带量食谱设计（3）难点：高血压和冠心病人群的膳食营养需求和食谱编制原则	4

续表

2.1.4 二级/技师职业技能培训要求				2.2.4 二级/技师职业技能培训课程规范			
职业功能模块（模块）	培训内容（课程）	技能目标	培训细目	学习单元	课程内容	培训建议	课堂学时
1.营养食谱设计	1-3 食谱编制	1-3-3 能根据糖尿病和痛风人群营养需求设计带量食谱	(1) 掌握糖尿病和痛风人群的膳食营养需求 (2) 掌握糖尿病和痛风人群食谱编制的原则 (3) 为糖尿病和痛风人群设计带量食谱	(3) 糖尿病和痛风人群带量食谱设计	1) 糖尿病和痛风人群的膳食营养需求 ①能量需求 ②营养素需求 2) 糖尿病和痛风人群食谱编制的原则 ①糖尿病人群食谱编制的原则 ②痛风人群食谱编制的原则 3) 糖尿病和痛风人群带量食谱设计	(1) 方法：讲授法、讨论法、实训（练习）法、案例教学法 (2) 重点：糖尿病和痛风人群带量食谱设计 (3) 难点：糖尿病和痛风人群的膳食营养需求和食谱编制原则	4
		1-3-4 能根据骨质疏松症人群营养需求设计带量食谱	(1) 掌握骨质疏松症人群的膳食营养需求 (2) 掌握骨质疏松症人群食谱编制的原则 (3) 为骨质疏松症人群设计带量食谱	(4) 骨质疏松症人群带量食谱设计	1) 骨质疏松症人群的膳食营养需求 ①能量需求 ②营养素需求 2) 骨质疏松症人群食谱编制的原则 3) 骨质疏松症人群带量食谱设计	(1) 方法：讲授法、讨论法、实训（练习）法、案例教学法 (2) 重点：骨质疏松症人群带量食谱设计 (3) 难点：骨质疏松症人群的膳食营养需求和食谱编制原则	4
2.营养餐制作	2-1 代谢性疾病人群营养套餐制作	2-1-1 能根据肥胖症人群营养需求进行营养套餐制作	(1) 为肥胖症人群制作营养套餐主食 (2) 为肥胖症人群制作营养套餐菜肴 (3) 为肥胖症人群制作营养套餐汤	(1) 肥胖症人群营养套餐制作	1) 肥胖症人群营养套餐主食制作 2) 肥胖症人群营养套餐菜肴制作 3) 肥胖症人群营养套餐汤制作	(1) 方法：演示法、实训（练习）法 (2) 重点与难点：肥胖症人群营养套餐菜肴制作	2

附录

续表

2.1.4 二级/技师职业技能培训要求				2.2.4 二级/技师职业技能培训课程规范			
职业功能模块（模块）	培训内容（课程）	技能目标	培训细目	学习单元	课程内容	培训建议	课堂学时
2. 营养餐制作	2-1 代谢性疾病人群营养套餐制作	2-1-2 能根据糖尿病人群营养需求进行营养套餐制作	(1) 为糖尿病人群制作营养套餐主食 (2) 为糖尿病人群制作营养套餐菜肴 (3) 为糖尿病人群制作营养套餐汤	(2) 糖尿病人群营养套餐制作	1) 糖尿病人群营养套餐主食制作 2) 糖尿病人群营养套餐菜肴制作 3) 糖尿病人群营养套餐汤制作	(1) 方法：演示法、实训（练习）法 (2) 重点与难点：糖尿病人群营养套餐菜肴制作	2
		2-1-3 能根据痛风人群营养需求进行营养套餐制作	(1) 为痛风人群制作营养套餐主食 (2) 为痛风人群制作营养套餐菜肴 (3) 为痛风人群制作营养套餐汤	(3) 痛风人群营养套餐制作	1) 痛风人群营养套餐主食制作 2) 痛风人群营养套餐菜肴制作 3) 痛风人群营养套餐汤制作	(1) 方法：演示法、实训（练习）法 (2) 重点与难点：痛风人群营养套餐菜肴制作	2
	2-2 心脑血管疾病人群营养套餐制作	2-2-1 能根据高脂血症人群营养需求进行营养套餐制作	(1) 为高脂血症人群制作营养套餐主食 (2) 为高脂血症人群制作营养套餐菜肴 (3) 为高脂血症人群制作营养套餐汤	(1) 高脂血症人群营养套餐制作	1) 高脂血症人群营养套餐主食制作 2) 高脂血症人群营养套餐菜肴制作 3) 高脂血症人群营养套餐汤制作	(1) 方法：演示法、实训（练习）法 (2) 重点与难点：高脂血症人群营养套餐菜肴制作	2
		2-2-2 能根据高血压人群营养需求进行营养套餐制作	(1) 为高血压人群制作营养套餐主食 (2) 为高血压人群制作营养套餐菜肴 (3) 为高血压人群制作营养套餐汤	(2) 高血压人群营养套餐制作	1) 高血压人群营养套餐主食制作 2) 高血压人群营养套餐菜肴制作 3) 高血压人群营养套餐汤制作	(1) 方法：演示法、实训（练习）法 (2) 重点与难点：高血压人群营养套餐菜肴制作	2

续表

2.1.4 二级/技师职业技能培训要求				2.2.4 二级/技师职业技能培训课程规范			
职业功能模块（模块）	培训内容（课程）	技能目标	培训细目	学习单元	课程内容	培训建议	课堂学时
2.营养餐制作	2-2 心脑血管疾病人群营养套餐制作	2-2-3 能根据冠心病人群营养需求进行营养套餐制作	（1）为冠心病人群制作营养套餐主食（2）为冠心病人群制作营养套餐菜肴（3）为冠心病人群制作营养套餐汤	（3）冠心病人群营养套餐制作	1）冠心病人群营养套餐主食制作	（1）方法：演示法、实训（练习）法（2）重点与难点：冠心病人群营养套餐菜肴制作	2
					2）冠心病人群营养套餐菜肴制作		
					3）冠心病人群营养套餐汤制作		
	2-3 其他疾病人群营养套餐制作	2-3-1 能根据脂肪肝人群营养需求进行营养套餐制作	（1）为脂肪肝人群制作营养套餐主食（2）为脂肪肝人群制作营养套餐菜肴（3）为脂肪肝人群制作营养套餐汤	（1）脂肪肝人群营养套餐制作	1）脂肪肝人群营养套餐主食制作	（1）方法：演示法、实训（练习）法（2）重点与难点：脂肪肝人群营养套餐菜肴制作	2
					2）脂肪肝人群营养套餐菜肴制作		
					3）脂肪肝人群营养套餐汤制作		
		2-3-2 能根据骨质疏松症人群营养需求进行营养套餐制作	（1）为骨质疏松症人群制作营养套餐主食（2）为骨质疏松症人群制作营养套餐菜肴（3）为骨质疏松症人群制作营养套餐汤	（2）骨质疏松症人群营养套餐制作	1）骨质疏松症人群营养套餐主食制作	（1）方法：演示法、实训（练习）法（2）重点与难点：骨质疏松症人群营养套餐菜肴制作	2
					2）骨质疏松症人群营养套餐菜肴制作		
					3）骨质疏松症人群营养套餐汤制作		

附录

续表

职业功能模块（模块）	2.1.4 二级/技师职业技能培训要求			2.2.4 二级/技师职业技能培训课程规范			
	培训内容（课程）	技能目标	培训细目	学习单元	课程内容	培训建议	课堂学时
3.培训与指导	3-1 培训	3-1-1 能对四级/中级、三级/高级营养配餐员的工作进行评估	(1) 四级/中级和三级/高级营养配餐员的工作特点和要求 (2) 四级/中级和三级/高级营养配餐员工作评估标准与方法	(1) 四级/中级、三级/高级营养配餐员工作评估	1) 四级/中级和三级/高级营养配餐员的工作特点和要求 ①四级/中级营养配餐员的工作特点和要求 ②三级/高级营养配餐员的工作特点和要求 2) 四级/中级和三级/高级营养配餐员工作评估标准与方法 ①四级/中级营养配餐员工作评估标准与方法 ②三级/高级营养配餐员工作评估标准与方法	(1) 方法：讲授法、讨论法、案例教学法 (2) 重点：四级/中级和三级/高级营养配餐员工作评估标准与方法 (3) 难点：四级/中级和三级/高级营养配餐员的工作特点和要求	2
		3-1-2 能编制四级/中级、三级/高级营养配餐员培训计划	(1) 明确培训目标 (2) 制定培训内容及要求 (3) 合理分配培训学时 (4) 制定培训考核方案 (5) 选择编制培训计划的有效方法	(2) 四级/中级、三级/高级营养配餐员培训计划编制	1) 明确培训目标 2) 制定培训内容及要求 3) 合理分配培训学时 4) 制定培训考核方案 5) 选择编制培训计划的有效方法	(1) 方法：讲授法、讨论法、案例教学法 (2) 重点：制定培训内容及要求、考核方案 (3) 难点：确保培训计划的有效性和可行性	2
	3-2 指导	3-2-1 能对四级/中级、三级/高级营养配餐员进行理论指导	(1) 指导的方法 (2) 理论指导方案编制与组织 (3) 理论指导的评定	(1) 四级/中级、三级/高级营养配餐员理论指导	1) 指导的方法 2) 理论指导方案编制与组织 ①工作重点分析 ②工作难点分析 ③指导方案示例 3) 理论指导的评定：知识水平测试	(1) 方法：讲授法、讨论法、案例教学法、情景表演法 (2) 重点：理论指导方案编制与组织 (3) 难点：理论指导的评定	2

续表

2.1.4 二级/技师职业技能培训要求				2.2.4 二级/技师职业技能培训课程规范			
职业功能模块（模块）	培训内容（课程）	技能目标	培训细目	学习单元	课程内容	培训建议	课堂学时
3.培训与指导	3-2 指导	3-2-2 能对四级/中级、三级/高级营养配餐员进行技能指导	（1）指导的方法 （2）技能指导方案编制与组织 （3）技能指导的评定	（2）四级/中级、三级/高级营养配餐员技能指导	1）指导的方法 2）技能指导方案编制与组织 ①工作重点分析 ②工作难点分析 ③指导方案示例 3）技能指导的评定：技能水平测试	（1）方法：讲授法、讨论法、案例教学法、情景表演法 （2）重点：技能指导方案编制与组织 （3）难点：技能指导的评定	2
4.营养配餐宣教	4-1 企业内部人员的宣教	4-1-1 能宣传"减盐、减油、减糖"措施	（1）运用相应方法对餐饮企业"减盐"措施进行宣传 （2）运用相应方法对餐饮企业"减油"措施进行宣传 （3）运用相应方法对餐饮企业"减糖"措施进行宣传	（1）"减盐、减油、减糖"措施以及盐、油、糖的台账管理与人均摄入量的计算	1）宣传的方法 ①讲座 ②张贴画 2）"减盐、减油、减糖"措施 ①餐饮企业"减盐"措施 ②餐饮企业"减油"措施 ③餐饮企业"减糖"措施 3）盐、油、糖的台账管理与人均摄入量的计算 ①油、盐、糖的台账管理 ②油、盐、糖人均摄入量的计算	（1）方法：讲授法、讨论法 （2）重点："减盐、减油、减糖"措施 （3）难点：盐、油、糖的台账管理与人均摄入量的计算	2
		4-1-2 能宣传营养配餐的意义	（1）运用相应方法对营养配餐的意义进行宣传 （2）明晰推行营养配餐对于企业与用餐人员的现实意义	（2）营养配餐的意义	1）宣传的方法 ①讲座 ②张贴画 2）推行营养配餐对于企业与用餐人员的现实意义 ①对企业的现实意义 ②对用餐人员的现实意义	（1）方法：讲授法、讨论法 （2）重点与难点：营养配餐的现实意义	2

附录

续表

	2.1.4 二级/技师职业技能培训要求			2.2.4 二级/技师职业技能培训课程规范			
职业功能模块（模块）	培训内容（课程）	技能目标	培训细目	学习单元	课程内容	培训建议	课堂学时
4.营养配餐宣教	4-1 企业内部人员的宣教	4-1-3 能宣传菜肴的营养特点	(1) 运用相应方法对菜肴的营养特点进行宣传 (2) 制定菜肴营养标签 (3) 编排菜肴营养特点介绍语	(3) 菜肴营养特点描述	1) 宣传的方法 ①讲座 ②知识竞赛 2) 菜肴营养标签的制定 ①《食品安全国家标准 预包装食品营养标签通则》（GB 28050—2011）相关规定 ②菜肴营养标签制作流程 3) 菜肴营养特点介绍语编排 ①菜肴营养声称编排 ②菜肴营养成分功能声称编排	(1) 方法：讲授法、讨论法、实训（练习）法、案例教学法 (2) 重点：菜肴营养标签制作 (3) 难点：菜肴营养声称与营养成分功能声称	4
	4-2 社会人员的宣教	4-2-1 能按时令宣传营养配餐的意义	(1) 了解时令营养配餐的意义 (2) 运用相应方法对时令营养配餐的意义进行宣传 (3) 掌握时令食养基本知识	(1) 时令营养配餐	1) 时令营养配餐的意义 ①"天人合一"饮食观的体现 ②阴阳平衡、防病保健、延年益寿 2) 宣传的方法 ①讲座 ②宣传栏 ③张贴画 3) 时令食养基本知识 ①时令特点 ②时令食养食物选择 ③时令食养菜点选择	(1) 方法：讲授法、讨论法、案例教学法 (2) 重点：时令食养食物、菜点选择 (3) 难点：时令特点	2

续表

2.1.4 二级/技师职业技能培训要求				2.2.4 二级/技师职业技能培训课程规范			
职业功能模块（模块）	培训内容（课程）	技能目标	培训细目	学习单元	课程内容	培训建议	课堂学时
4.营养配餐宣教	4-2 社会人员的宣教	4-2-2 能按时令和营养需要宣传四季食养的原则	（1）了解四季食养的原则 （2）运用相应的方法对四季食养原则进行宣传 （3）能进行四季食养食物及菜点选择	（2）四季食养	1）宣传的方法 ①讲座 ②宣传栏 ③张贴画 2）四季食养的原则 ①春季食养原则 ②夏季食养原则 ③秋季食养原则 ④冬季食养原则 3）四季食养食物及菜点选择 ①春季食养食物及菜点选择 ②夏季食养食物及菜点选择 ③秋季食养食物及菜点选择 ④冬季食养食物及菜点选择	（1）方法：讲授法、讨论法、案例教学法 （2）重点：四季食养食物、菜点选择 （3）难点：四季食养原则	4
		4-2-3 能指导用餐人员利用设备和工具进行健康测评	（1）身高及体重测量工具的使用 （2）身体质量指数（BMI）测试盘的使用 （3）电子血压计的使用	（3）利用设备和工具进行健康测评	1）身高及体重测量工具 ①使用方法 ②结果解读 2）身体质量指数（BMI）测试盘 ①使用方法 ②结果解读 3）电子血压计 ①使用方法 ②结果解读	（1）方法：讲授法、演示法、实训（练习）法 （2）重点：身高及体重测量工具、身体质量指数（BMI）测试盘、电子血压计的使用方法 （3）难点：测评结果解读	2
		4-2-4 能宣教常见慢性病的饮食特点	（1）能为肥胖症患者进行营养宣教 （2）能为糖尿病患者进行营养宣教 （3）能为痛风患者进行营养宣教	（4）常见慢性病的营养宣教	1）肥胖症的营养宣教 2）糖尿病的营养宣教 3）痛风的营养宣教	（1）方法：讲授法、案例教学法	4

续表

2.1.4 二级/技师职业技能培训要求				2.2.4 二级/技师职业技能培训课程规范			
职业功能模块（模块）	培训内容（课程）	技能目标	培训细目	学习单元	课程内容	培训建议	课堂学时
4.营养配餐宣教	4-2 社会人员的宣教	4-2-4 能宣教常见慢性病的饮食特点	（4）能为高脂血症患者进行营养宣教 （5）能为高血压患者进行营养宣教 （6）能为冠心病患者进行营养宣教 （7）能为脂肪肝患者进行营养宣教 （8）能为骨质疏松症患者进行营养宣教	（4）常见慢性病的营养宣教	4）高脂血症的营养宣教 5）高血压的营养宣教 6）冠心病的营养宣教 7）脂肪肝的营养宣教 8）骨质疏松症的营养宣教	（2）重点与难点：常见慢性病的营养宣教	
课堂学时合计							76

附录5 一级/高级技师职业技能培训要求与课程规范对照表

2.1.5 一级/高级技师职业技能培训要求				2.2.5 一级/高级技师职业技能培训课程规范			
职业功能模块（模块）	培训内容（课程）	技能目标	培训细目	学习单元	课程内容	培训建议	课堂学时
1.营养食谱设计	1-1 宴席菜肴品种设计	1-1-1 能选用不同营养特点的食材设计菜肴品种	（1）荤菜菜肴品种设计 （2）素菜菜肴品种设计 （3）荤素搭配菜肴品种设计	宴席菜肴的设计	1）宴席菜肴的食材选择	（1）方法：讲授法、演示法	4

一级/高级技师职业技能培训要求与课程规范对照表

续表

2.1.5 一级/高级技师职业技能培训要求				2.2.5 一级/高级技师职业技能培训课程规范			
职业功能模块（模块）	培训内容（课程）	技能目标	培训细目	学习单元	课程内容	培训建议	课堂学时
1. 营养食谱设计	1-1 宴席菜肴品种设计	1-1-2 能选用不同颜色的食材设计菜肴品种	（1）本色菜肴品种设计 （2）有色菜肴品种设计	宴席菜肴的设计	2）宴席菜肴的设计原则和方法	（2）重点：选用不同烹饪方法设计菜肴品种 （3）难点：选用不同颜色的食材设计菜肴品种	
		1-1-3 能选用不同加工特点的食材设计菜肴品种	（1）新鲜食材菜肴品种设计 （2）加工食材菜肴品种设计		3）宴席营养菜肴设计实例		
		1-1-4 能选用不同烹饪方法设计菜肴品种	（1）炒菜菜肴品种设计 （2）蒸菜菜肴品种设计 （3）烧菜菜肴品种设计				
	1-2 宴席营养食谱的设计	1-2-1 能根据宴席食用对象设计食谱	（1）一般人群宴席食谱设计 （2）老年人群宴席食谱设计	营养宴席食谱设计	1）营养宴席食谱设计的原则	（1）方法：讲授法、演示法 （2）重点：营养食谱设计的原则 （3）难点：宴席食谱设计实例	4
		1-2-2 能根据宴席主题设计食谱	（1）生日宴席食谱设计 （2）结婚宴席食谱设计		2）营养宴席食谱设计的方法		
					3）营养宴席食谱设计的实例		
2. 营养餐制作	2-1 营养宴席冷菜搭配与制作	2-1-1 营养宴席冷菜的搭配	（1）荤素搭配 （2）色彩搭配	营养宴席冷菜搭配与制作	1）冷菜的搭配	（1）方法：讲授法、演示法 （2）重点：冷菜制熟 （3）难点：冷菜的搭配	4
		2-1-2 营养宴席冷菜的制作	（1）冷菜调味 （2）冷菜制熟 （3）冷菜制作		2）冷菜制作及实例		

续表

2.1.5 一级/高级技师职业技能培训要求				2.2.5 一级/高级技师职业技能培训课程规范			
职业功能模块（模块）	培训内容（课程）	技能目标	培训细目	学习单元	课程内容	培训建议	课堂学时
2. 营养餐制作	2-2 营养宴席热菜搭配与制作	2-2-1 营养宴席热菜的搭配	(1) 荤素搭配 (2) 色彩搭配 (3) 烹饪方法搭配	热菜搭配与制作	1) 热菜组配方法	(1) 方法：讲授法、演示法 (2) 重点：热菜制作 (3) 难点：热菜的搭配	4
		2-2-2 营养宴席热菜的制作	(1) 热菜调味 (2) 热菜制熟 (3) 热菜制作		2) 热菜制作及实例		
	2-3 营养宴席主食制作	2-3-1 营养宴席主食的搭配	(1) 食材选用 (2) 制熟方法	主食搭配与制作	1) 主食组配方法	(1) 方法：讲授法、演示法 (2) 重点：主食搭配 (3) 难点：主食拓展方法	4
		2-3-2 营养宴席主食的制作	(1) 食材处理 (2) 制熟方法		2) 主食变化和拓展方法		
3. 培训与指导	3-1 培训	3-1-1 能对二级/技师及以下级别营养配餐员培训课程进行设计	(1) 对二级/技师及以下级别营养配餐员培训课程进行设计 (2) 对二级/技师及以下级别营养配餐员进行培训	对二级/技师及以下级别营养配餐员的培训和营养配餐宣教	1) 培训内容设计 ①综合能力的提升 ②管理能力的提升	(1) 方法：讲授法 (2) 重点与难点：对二级/技师及以下级别营养配餐员进行理论、技能操作的培训和指导	4
					2) 培训方法 ①培训讲义编写方法 ②培训程序		
		3-1-2 能进行宣教内容设计	(1) 宣教内容设计 (2) 宣传的方法		3) 宣教内容设计		
					4) 宣传的方法		

续表

2.1.5 一级／高级技师职业技能培训要求				2.2.5 一级／高级技师职业技能培训课程规范			
职业功能模块（模块）	培训内容（课程）	技能目标	培训细目	学习单元	课程内容	培训建议	课堂学时
3. 培训与指导	3-2 指导	3-2-1 能对二级/技师及以下级别营养配餐员进行指导	(1) 对二级/技师及以下级别营养配餐员做口头指导 (2) 对二级/技师及以下级别营养配餐员做文案指导	对二级/技师及以下级别营养配餐员进行指导和科普	1) 对二级/技师及以下级别营养配餐员做指导	(1) 方法：讲授法 (2) 重点与难点：选择课题，撰写文章	4
		3-2-2 能完成营养配餐科普工作	(1) 科普课题的选择 (2) 资料的查找 (3) 撰写科普文章		2) 科普课题的选择 3) 科普文章撰写		
4. 营养宣教	4-1 中国北方饮食文化宣教	4-1-1 能宣教北方饮食民俗	(1) 京、津、冀饮食特点 (2) 辽、吉、黑饮食特点 (3) 晋、鲁、豫、内蒙古饮食特点	北方饮食文化	1) 京、津、冀饮食文化 2) 辽、吉、黑饮食文化 3) 晋、鲁、豫、内蒙古饮食文化	(1) 方法：讲授法 (2) 重点与难点：中国北方饮食特点	4
		4-1-2 能宣教北方名食	(1) 京、津、冀名食 (2) 辽、吉、黑名食 (3) 晋、鲁、豫、内蒙古名食				
	4-2 中国东部饮食文化宣教	4-2-1 能宣教东部饮食民俗	(1) 江、浙、沪饮食特点 (2) 皖、赣、闽饮食特点	东部饮食文化	1) 江、浙、沪饮食文化 2) 皖、赣、闽饮食文化	(1) 方法：讲授法 (2) 重点与难点：中国东部饮食特点	4
		4-2-2 能宣教东部名食	(1) 江、浙、沪名食 (2) 皖、赣、闽名食				

附录

续表

2.1.5 一级/高级技师职业技能培训要求				2.2.5 一级/高级技师职业技能培训课程规范			
职业功能模块（模块）	培训内容（课程）	技能目标	培训细目	学习单元	课程内容	培训建议	课堂学时
4.营养宣教	4-3 中国南方饮食文化宣教	4-3-1 能宣教南方饮食民俗	(1)湖南、湖北饮食特点 (2)广东、广西、海南饮食特点	南方饮食文化	1)湖南、湖北饮食文化	(1)方法：讲授法 (2)重点与难点：中国南方饮食特点	4
		4-3-2 能宣教南方名食	(1)湖南、湖北名食 (2)广东、广西、海南名食		2)广东、广西、海南饮食文化		
	4-4 中国西部饮食文化宣教	4-4-1 能宣教西部饮食民俗	(1)西南地区饮食特点 (2)西北地区饮食特点	西部饮食文化	1)西南地区饮食文化	(1)方法：讲授法 (2)重点与难点：中国西部饮食特点	4
		4-4-2 能宣教西部名食	(1)西南地区名食 (2)西北地区名食		2)西北地区饮食文化		
课堂学时合计							44